Il
DIGIUNO
INTERMITTENTE
per un
CERVELLO SORRIDENTE

Migliora la tua

SALUTE MENTALE

con questa TECNICA

AMANDA RICCI

INDICE:

Introduzione

Presentazione del digiuno intermittente e della sua relazione con la salute mentale.

Il digiuno intermittente, una pratica antica che ha riacquistato popolarità nell'era moderna per i suoi benefici per la salute fisica, si sta rivelando avere un impatto significativo anche sulla salute mentale. Questa metodologia, che alterna periodi di assunzione di cibo a periodi di digiuno, non solo promuove la perdita di peso e migliora i biomarcatori di salute, ma influisce anche profondamente sul benessere psicologico e cognitivo.

Le ricerche suggeriscono che il digiuno intermittente può migliorare la funzione cerebrale, aumentare la chiarezza mentale e la concentrazione, ridurre lo stress ossidativo e l'infiammazione nel cervello, e persino stimolare la neurogenesi, ossia la crescita di nuove cellule cerebrali.

Questi effetti, combinati, possono tradursi in miglioramenti tangibili nell'umore, nella resilienza allo stress, nella gestione dell'ansia e nella qualità del sonno, offrendo una nuova prospettiva su come la nutrizione e i ritmi alimentari possano essere strumenti potenti per migliorare la salute mentale.

Nella presentazione del digiuno intermittente e della sua relazione con la salute mentale, questo libro si propone di esplorare non solo i principi scientifici e biologici alla base di

questa pratica, ma anche di fornire una guida pratica su
come incorporare il digiuno intermittente nella vita
quotidiana per promuovere un benessere psicologico
ottimale. Attraverso un'analisi approfondita, testimonianze
personali e una guida passo-passo, questo libro mira a svelare
il potenziale del digiuno intermittente come strumento per
migliorare la salute mentale e la qualità della vita.

Obiettivi

Gli obiettivi di questo libro sono molteplici e interconnessi,
mirando a fornire ai lettori una comprensione completa e
approfondita del digiuno intermittente, non solo come
pratica dietetica, ma come strumento multifunzionale per
migliorare la salute mentale e il benessere generale.
Attraverso l'esplorazione di ricerche scientifiche, l'analisi di
meccanismi biologici e la condivisione di strategie pratiche,
questo libro si propone di:

> Educare: Informare i lettori sui principi
> fondamentali del digiuno intermittente, inclusi i
> suoi diversi approcci e metodologie, e sulle basi
> scientifiche che spiegano il suo impatto sul corpo e
> sulla mente.

Ispirare: Fornire testimonianze e case study che dimostrano i benefici tangibili del digiuno intermittente sulla salute mentale, inclusi miglioramenti nell'umore, nella chiarezza mentale, nella concentrazione e nella qualità del sonno.

Guidare: Offrire consigli pratici e strategie personalizzabili per integrare il digiuno intermittente nella vita quotidiana, tenendo conto delle esigenze individuali, degli stili di vita e dei contesti culturali.

Sostenere: Creare una sensazione di comunità e supporto fornendo risorse, suggerimenti per superare le sfide comuni e incoraggiando i lettori a intraprendere il loro viaggio personale con fiducia.

Il pubblico di riferimento per questo libro è ampio e variegato, includendo:

- Individui interessati alla salute e al benessere: Persone alla ricerca di metodi naturali e basati sulla scienza per migliorare la loro salute fisica e mentale.
- Curiosi del digiuno intermittente: Coloro che hanno sentito parlare del digiuno intermittente e sono interessati a imparare di più su come funziona e sui suoi benefici.

- Coloro che cercano miglioramenti nella salute mentale: Individui che affrontano sfide legate allo stress, all'umore, all'ansia o alla concentrazione, e che sono alla ricerca di strategie di stile di vita per affrontare queste questioni.
- Praticanti del digiuno intermittente: Persone che già praticano il digiuno intermittente ma desiderano approfondire la loro comprensione e ottimizzare i loro regimi per massimizzare i benefici sulla salute mentale.

Questo libro è progettato per essere accessibile e utile a tutti, indipendentemente dal livello di esperienza o conoscenza del digiuno intermittente, offrendo una guida chiara, basata su evidenze e ispiratrice per trasformare la salute mentale e il benessere generale.

Capitolo 1: Fondamenti del Digiuno Intermittente

Definizioni e Metodologie: Approfondimento sulle varie forme di digiuno intermittente (16/8, 5:2, eat-stop-eat, ecc.), con enfasi su come iniziare.

Il digiuno intermittente si distingue come un approccio flessibile e adattabile alla gestione dell'alimentazione, caratterizzato dall'alternanza di periodi di assunzione di cibo a periodi di digiuno. Questa pratica non si focalizza tanto su cosa mangiare, ma piuttosto su quando mangiare. Esistono diverse metodologie di digiuno intermittente, ciascuna con le proprie regole e benefici. Qui di seguito ne esploriamo alcune tra le più popolari:

> Digiuno 16/8: Questo metodo prevede un periodo di digiuno di 16 ore al giorno, con una finestra di alimentazione di 8 ore. Ad esempio, si può scegliere di mangiare solo tra le 12:00 e le 20:00. È particolarmente apprezzato per la sua semplicità e facilità di adesione a lungo termine.

Digiuno 5:2: In questo approccio, si mangia normalmente per cinque giorni alla settimana e si limitano le calorie a 500-600 per i restanti due giorni, non necessariamente consecutivi. Questo metodo è utile per coloro che preferiscono restringere l'apporto calorico piuttosto che le finestre di alimentazione.

Eat-Stop-Eat: Questo metodo prevede un digiuno completo da 24 ore, una o due volte a settimana. Ad esempio, dopo aver cenato alle 19:00, non si mangia nuovamente fino alle 19:00 del giorno successivo. Sebbene possa offrire benefici significativi, richiede una maggiore disciplina e adattamento.

Digiuno a giorni alterni: Come suggerisce il nome, questo metodo alterna giornate di alimentazione normale a giornate di digiuno completo o parziale (limitando l'apporto calorico a circa 500 calorie). Offre flessibilità e può essere adattato in base alle esigenze individuali.

Metodo del guerriero: Ispirato agli stili di vita dei guerrieri antichi, questo approccio prevede piccoli pasti di frutta e verdura cruda durante il giorno, seguiti da un grande pasto serale. Questo metodo pone l'accento sulla qualità e il tipo di cibo consumato, oltre che sul timing.

Come Iniziare con il Digiuno Intermittente:
Iniziare con il digiuno intermittente richiede una
pianificazione e un adattamento consapevoli al nuovo
regime alimentare. Ecco alcuni passaggi consigliati:

- Valutazione personale: Considera il tuo stile di vita
  attuale, le esigenze nutrizionali e gli obiettivi di
  salute. Consulta un professionista della salute se hai
  condizioni mediche preesistenti.
- Scelta del metodo: Seleziona il metodo di digiuno
  che meglio si adatta al tuo stile di vita e alle tue
  preferenze personali. Potresti iniziare con un
  approccio più semplice come il 16/8 per abituarti al
  concetto di digiuno.
- Pianificazione dei pasti: Organizza i tuoi pasti in
  modo da garantire un'assunzione equilibrata di
  nutrienti durante le finestre di alimentazione.
  Prediligi cibi nutrienti e interi.
- Ascolta il tuo corpo: Presta attenzione ai segnali del
  tuo corpo durante il periodo di adattamento. È
  normale avvertire una certa fame e cambiamenti
  dell'umore, ma questi dovrebbero stabilizzarsi col
  tempo.
- Adattamento e flessibilità: Sii pronto ad adattare la
  tua pratica di digiuno in base alle risposte del tuo
  corpo e ai cambiamenti del tuo stile di vita.

Incorporando gradualmente il digiuno intermittente nella tua routine e seguendo questi consigli, puoi iniziare il tuo viaggio verso una salute migliorata e una maggiore consapevolezza del tuo benessere alimentare e mentale.

Contesto Storico e Culturale: Analisi dell'evoluzione storica del digiuno intermittente.

Il digiuno intermittente, pur essendo popolare nel mondo moderno come strategia dietetica e per il benessere, affonda le sue radici in pratiche millenarie intrinsecamente legate a contesti storici, culturali e religiosi. L'analisi dell'evoluzione storica del digiuno intermittente rivela un mosaico di tradizioni che ne evidenziano la ricchezza e la diversità.

Antichità e Tradizioni Religiose:
Il digiuno è stato una pratica comune sin dalle antiche civiltà, utilizzato non solo per motivi di salute, ma anche per scopi spirituali e religiosi. Le principali religioni del mondo, come l'Islam con il Ramadan, il Cristianesimo con la Quaresima, l'Ebraismo con lo Yom Kippur e l'Induismo con vari digiuni stagionali, hanno incorporato il digiuno come pratica spirituale per purificare il corpo e l'anima, promuovere l'autodisciplina e la riflessione interiore.

Medicina Antica:
Nella medicina antica, il digiuno era raccomandato come metodo per curare e prevenire le malattie. Ippocrate, spesso considerato il padre della medicina occidentale, raccomandava il digiuno per coloro che erano affetti da determinate patologie, credendo che il digiuno potesse aiutare il corpo a guarire se stesso. Anche nelle tradizioni mediche orientali, come l'Ayurveda, il digiuno è stato impiegato per bilanciare gli elementi del corpo e promuovere il rinnovamento fisico e spirituale.

Pratiche Moderne:
Nel XX secolo, il digiuno intermittente ha iniziato a essere studiato per i suoi potenziali benefici sulla salute oltre il contesto religioso e spirituale. Negli ultimi decenni, la ricerca scientifica ha portato a una rinnovata comprensione e apprezzamento del digiuno intermittente, esaminandone l'efficacia nel migliorare la salute metabolica, aumentare la longevità, migliorare la funzione cognitiva e potenzialmente ridurre il rischio di alcune malattie croniche.

Trend e Adattamenti Contemporanei:
Nell'era moderna, il digiuno intermittente è stato adattato a vari stili di vita e necessità. La crescente attenzione alla salute e al benessere, insieme all'accesso alle informazioni e alle ricerche scientifiche, ha portato a un'ampia varietà di metodi di digiuno, ciascuno con i propri sostenitori e pratiche personalizzate. La diffusione dei social media e delle

piattaforme digitali ha ulteriormente accelerato la popolarità del digiuno intermittente, promuovendone la condivisione di esperienze, risultati e consigli.

Il digiuno intermittente, quindi, è più di una semplice tendenza dietetica; è una pratica intrisa di storia e cultura, che ha attraversato secoli e continenti, evolvendosi e adattandosi per soddisfare le esigenze spirituali, mediche e di benessere delle persone in vari contesti storici e culturali. Questa ricca eredità contribuisce alla profondità e alla flessibilità del digiuno intermittente come strumento per la salute e il benessere odierni.

Capitolo 2: Basi Scientifiche e Neurobiologiche

Principi Neuroscientifici: Introduzione ai concetti neuroscientifici che supportano l'efficacia del digiuno intermittente.

Il digiuno intermittente, più che una semplice strategia per la gestione del peso, ha dimostrato di esercitare profondi effetti sul cervello e sulla funzione neurologica, sostenuti da solidi principi neuroscientifici. Questi principi gettano luce su come il digiuno possa migliorare la salute mentale, la chiarezza cognitiva e la resilienza neurale.

Autofagia Neuronale:
Uno dei concetti chiave è l'autofagia, un processo cellulare di "pulizia" che il digiuno intermittente promuove. Durante il digiuno, le cellule del cervello attivano l'autofagia per degradare e rimuovere le proteine danneggiate e i componenti cellulari disfunzionali. Questo meccanismo di manutenzione cellulare è cruciale per prevenire l'accumulo di detriti cellulari che possono contribuire a malattie neurodegenerative come l'Alzheimer e il Parkinson.

Potenziamento della Neurogenesi:

La ricerca ha dimostrato che il digiuno intermittente può stimolare la neurogenesi, ovvero la formazione di nuove cellule cerebrali, specialmente nell'ippocampo, una regione del cervello cruciale per l'apprendimento e la memoria. Questo incremento della neurogenesi migliora le funzioni cognitive e potrebbe fornire una protezione contro il declino cognitivo legato all'età.

Regolazione dei Neurotrasmettitori:

Il digiuno intermittente influisce anche sui livelli di vari neurotrasmettitori, inclusi quelli legati al benessere e alla felicità, come il serotonin e il GABA. Regolando questi neurotrasmettitori, il digiuno può avere effetti positivi sull'umore, riducendo sintomi di ansia e depressione, e migliorando la resilienza allo stress.

Riduzione dello Stress Ossidativo e dell'Infiammazione:

Il digiuno intermittente riduce lo stress ossidativo e i livelli di infiammazione nel cervello. Riducendo l'accumulo di specie reattive dell'ossigeno e mediatori infiammatori, il digiuno contribuisce a proteggere i neuroni dal danno e dall'invecchiamento precoce, promuovendo la longevità e la funzionalità cerebrale.

Miglioramento dell'Omeostasi Energetica:

Il digiuno intermittente ottimizza l'uso dell'energia nel cervello, promuovendo una maggiore efficienza nel metabolismo del glucosio e un aumento nella produzione di corpi chetonici quando il glucosio è meno disponibile. Questi corpi chetonici non solo forniscono una fonte di energia alternativa per il cervello, ma hanno anche proprietà neuroprotettive.

Potenziamento della Plasticità Sinaptica:
Il digiuno intermittente è stato associato a un aumento della plasticità sinaptica, che è la capacità delle sinapsi di rafforzarsi o indebolirsi in risposta all'aumento o alla diminuzione dell'attività. Questa plasticità è fondamentale per l'apprendimento, la memoria e la resilienza neurale.

Attraverso questi meccanismi neuroscientifici, il digiuno intermittente esercita un'influenza positiva sul cervello e sulla salute mentale, sostenendo il suo ruolo non solo come strumento per il benessere fisico ma anche come strategia potenziale per migliorare la funzione cognitiva e proteggere contro le malattie neurodegenerative.

Meccanismi Biologici: Esame dell'impatto del digiuno intermittente su corpo e cervello.

Il digiuno intermittente incide profondamente su una varietà di meccanismi biologici nel corpo e nel cervello, con effetti che vanno dal miglioramento del metabolismo e della funzione cellulare alla promozione della longevità e della salute mentale. Questi meccanismi biologici illustrano la complessa interazione tra digiuno, salute fisica e cognitiva.

Sensibilità all'Insulina e Metabolismo del Glucosio:
Una delle risposte più immediate al digiuno intermittente è il miglioramento della sensibilità all'insulina, che aiuta a regolare i livelli di zucchero nel sangue. Riducendo la frequenza degli stimoli insulinici, il digiuno intermittente contribuisce a prevenire l'insulino-resistenza, un fattore di rischio per il diabete di tipo 2 e altre condizioni metaboliche. Questa regolazione ottimale del glucosio beneficia anche il cervello, dato che le fluttuazioni estreme nei livelli di glucosio possono influenzare negativamente la funzione cognitiva.

Induzione dell'Autofagia:
Il digiuno attiva l'autofagia non solo nel cervello, ma in tutto il corpo. Questo processo di "pulizia cellulare" degrada e rimuove componenti cellulari vecchi o danneggiati, contribuendo al mantenimento della salute cellulare e prevenendo malattie associate all'età, come il cancro, le malattie cardiache e le disfunzioni neurologiche.

Modulazione dell'Infiammazione:
Il digiuno intermittente può ridurre l'infiammazione sistemica, un fattore chiave in molte malattie croniche. Diminuendo la produzione di citochine infiammatorie e

aumentando la produzione di composti anti-infiammatori,
il digiuno può migliorare la gestione di condizioni
infiammatorie e autoimmuni, oltre a offrire benefici per la
salute cerebrale, dato che l'infiammazione cronica è legata al
declino cognitivo.

Potenziamento del Sistema Cardiovascolare:
Il digiuno intermittente favorisce la salute cardiovascolare
riducendo fattori di rischio come l'ipertensione, i livelli
elevati di colesterolo LDL e i trigliceridi, e migliorando
l'elasticità dei vasi sanguigni. Questi effetti contribuiscono a
un minore rischio di malattie cardiache e ictus, migliorando
la circolazione sanguigna e, di conseguenza, l'apporto di
sangue e ossigeno al cervello.

Aumento dei Livelli di Fattore Neurotrofico Derivato dal
Cervello (BDNF):
Il digiuno intermittente aumenta i livelli di BDNF, una
proteina cruciale per la sopravvivenza e la crescita dei
neuroni, nonché per la plasticità sinaptica. Alti livelli di
BDNF sono associati a una migliore funzione cognitiva, alla
riduzione del rischio di malattie neurodegenerative e a una
maggiore resilienza contro lo stress e la depressione.

Stimolazione della Produzione di Corpi Chetonici:
Durante i periodi di digiuno prolungato, il corpo passa alla
chetosi, un metabolismo in cui i grassi vengono convertiti in
corpi chetonici per essere utilizzati come fonte di energia

alternativa al glucosio. I corpi chetonici forniscono
un'energia efficiente per il cervello e hanno dimostrato di
possedere proprietà neuroprotettive e antinfiammatorie.

Miglioramento della Resilienza allo Stress Cellulare:
Il digiuno intermittente induce una forma lieve di stress
cellulare che, paradossalmente, rafforza le cellule rendendole
più resilienti a stress futuri e danni. Questo meccanismo,
noto come "precondizionamento mitocondriale", può
migliorare la salute e la funzionalità delle cellule in tutto il
corpo, inclusi i neuroni.

Attraverso questi meccanismi, il digiuno intermittente
esercita effetti benefici che si estendono oltre la perdita di
peso, influenzando positivamente la salute generale, la
longevità e le funzioni cognitive, sottolineando il suo ruolo
come potente strumento per il benessere complessivo.

Capitolo 3: Effetti Cognitivi e Emotivi

Benefici Cognitivi: Analisi degli effetti del digiuno sulla chiarezza mentale e prestazioni cognitive.

Il digiuno intermittente ha suscitato un crescente interesse non solo per i suoi benefici sulla salute fisica, ma anche per il suo impatto positivo sulla funzione cognitiva. La ricerca suggerisce che questa pratica può migliorare significativamente la chiarezza mentale e le prestazioni cognitive attraverso vari meccanismi.

Miglioramento della Chiarezza Mentale e Riduzione del "Brain Fog":
Molti praticanti del digiuno intermittente riferiscono un aumento della chiarezza mentale e una riduzione del "brain fog", o nebbia cerebrale. Questo miglioramento può essere attribuito alla regolazione dei livelli di glucosio e insulina nel sangue. Durante il digiuno, con minori fluttuazioni dei livelli di zucchero, il cervello sperimenta una fornitura energetica più stabile, che può portare a un miglioramento della concentrazione e della capacità di elaborazione.

Aumento della Neurogenesi e della Plasticità Neuronale:
Il digiuno intermittente stimola la produzione del fattore
neurotrofico derivato dal cervello (BDNF), una proteina che
supporta la crescita e la sopravvivenza dei neuroni e che
gioca un ruolo cruciale nella neuroplasticità, la capacità del
cervello di modificare e riformare le connessioni neurali.
Livelli più elevati di BDNF sono associati a un
miglioramento della memoria, dell'apprendimento e della
resilienza neurale.

Riduzione dello Stress Ossidativo e Protezione Neuronale:
Il digiuno aiuta a ridurre lo stress ossidativo nel cervello, un
fattore che contribuisce al danno neuronale e al declino
cognitivo. Attraverso la riduzione dei radicali liberi e il
miglioramento delle difese antiossidanti, il digiuno
intermittente può contribuire a proteggere i neuroni dai
danni, promuovendo la salute e la funzionalità cerebrale.

Effetti sulla Prevenzione del Declino Cognitivo:
La ricerca suggerisce che il digiuno intermittente può avere
effetti protettivi contro il declino cognitivo associato all'età e
contro malattie neurodegenerative come l'Alzheimer e il
Parkinson. Questi effetti protettivi sono in parte dovuti alla
promozione dell'autofagia, al miglioramento del
metabolismo energetico e alla riduzione dell'infiammazione.

Miglioramento dell'Umore e Riduzione dell'Ansia:
Il digiuno intermittente può influenzare positivamente
l'umore e ridurre i sintomi di ansia attraverso la regolazione
dei neurotrasmettitori come la serotonina e il GABA. Un
equilibrio migliore di questi neurotrasmettitori può portare
a un maggiore benessere emotivo, contribuendo
indirettamente a migliorare le prestazioni cognitive e la
chiarezza mentale.

Ottimizzazione dell'Uso dell'Energia nel Cervello:
Durante il digiuno, il corpo può passare all'uso dei corpi
chetonici come fonte di energia per il cervello, un processo
noto come chetosi. I corpi chetonici sono considerati una
fonte di energia più efficiente per il cervello rispetto al
glucosio, e la loro presenza è stata collegata a una maggiore
chiarezza mentale e a prestazioni cognitive migliorate.

In sintesi, i benefici cognitivi del digiuno intermittente
derivano da una combinazione di miglioramenti nella salute
e nel funzionamento cellulare, nella regolazione dei
neurotrasmettitori e nell'ottimizzazione dell'uso dell'energia.
Questi effetti contribuiscono a una maggiore chiarezza
mentale, migliorano le prestazioni cognitive e possono
offrire una protezione contro il declino cognitivo,
sostenendo il valore del digiuno intermittente non solo
come strumento per la salute fisica, ma anche per il
benessere cognitivo.

Salute Emotiva: l'impatto del digiuno su umore e ansia.

Il digiuno intermittente ha mostrato effetti promettenti sulla salute emotiva, influenzando positivamente l'umore e contribuendo alla riduzione dell'ansia. Questi benefici possono derivare da una serie di meccanismi fisiologici e biochimici innescati dal digiuno.

Regolazione dei Neurotrasmettitori:
Il digiuno intermittente può influenzare i livelli di vari neurotrasmettitori coinvolti nella regolazione dell'umore, tra cui la serotonina, spesso chiamata il "neurotrasmettitore del benessere". La serotonina gioca un ruolo cruciale nell'influenzare l'umore, l'ansia e la felicità. Il digiuno può aumentare la sensibilità dei recettori della serotonina, migliorando così l'umore e contribuendo a un senso di calma e benessere.

Riduzione dello Stress Ossidativo e dell'Infiammazione:
Lo stress ossidativo e l'infiammazione cronica sono stati associati a disturbi dell'umore e ansia. Il digiuno intermittente contribuisce a ridurre sia lo stress ossidativo che i livelli di infiammazione nel corpo e nel cervello, potenzialmente riducendo il rischio di sviluppare disturbi dell'umore e migliorando la salute emotiva generale.
Miglioramento della Resilienza allo Stress:

Il digiuno può aumentare la resilienza dello stress attraverso
il miglioramento della funzione mitocondriale e l'attivazione
dei percorsi di risposta allo stress cellulare. Questi
cambiamenti possono aiutare il corpo e il cervello a gestire
meglio lo stress, riducendo gli impatti negativi dello stress
cronico sull'umore e sull'ansia.

Impatto sui Livelli di Cortisolo:
Il cortisolo, noto come l'ormone dello stress, ha un ruolo
significativo nella regolazione dell'umore e dell'ansia.
Sebbene il digiuno possa inizialmente aumentare i livelli di
cortisolo, molti studi suggeriscono che il digiuno
intermittente può portare a un più equilibrato ritmo
circadiano del cortisolo nel lungo termine, contribuendo a
stabilizzare l'umore e ridurre l'ansia.

Effetti sulla Qualità del Sonno:
La qualità del sonno ha un impatto diretto sull'umore e
sull'ansia. Il digiuno intermittente può influenzare
positivamente i ritmi circadiani e migliorare la qualità del
sonno, contribuendo a una maggiore stabilità dell'umore e a
una riduzione dell'ansia.

Aumento del Fattore Neurotrofico Derivato dal Cervello
(BDNF):
Il BDNF, che viene aumentato attraverso il digiuno, non
solo supporta la salute e la crescita neuronale ma è anche
implicato nella regolazione dell'umore e nella risposta allo

stress. Livelli più elevati di BDNF possono contribuire a migliorare la salute emotiva e ridurre il rischio di disturbi dell'umore.

È importante notare che, nonostante i potenziali benefici, il digiuno intermittente potrebbe non essere adatto a tutti, e i suoi effetti sulla salute emotiva possono variare da individuo a individuo. Alcune persone potrebbero sperimentare un aumento dell'ansia o irritabilità, specialmente nelle fasi iniziali del digiuno. Pertanto, è consigliabile avvicinarsi al digiuno intermittente con cautela e considerare una consulenza professionale, specialmente per coloro che hanno preesistenti condizioni di salute mentale.

Capitolo 4: Digiuno Intermittente e Ritmi Circadiani

Sonno e Ritmi Circadiani: Esplorazione di come il digiuno influenzi i ritmi circadiani e la qualità del sonno.

Il digiuno intermittente può avere un impatto significativo sui ritmi circadiani e sulla qualità del sonno, influenzando così il benessere generale. I ritmi circadiani sono cicli biologici naturali di circa 24 ore che regolano numerosi processi fisiologici, tra cui il ciclo sonno-veglia, il metabolismo e la secrezione ormonale.

Sincronizzazione dei Ritmi Circadiani:
Il digiuno può aiutare a sincronizzare i ritmi circadiani con i cicli naturali di luce e buio, promuovendo un ritmo sonno-veglia più regolare. Consumare pasti in accordo con il ritmo circadiano naturale, ad esempio evitando di mangiare tardi la sera, può ridurre le interruzioni del ciclo sonno-veglia e migliorare la qualità del sonno.

Influenza sulla Melatonina:
La melatonina, l'ormone che segnala al corpo quando è ora di dormire, gioca un ruolo cruciale nella regolazione dei ritmi circadiani. Il digiuno intermittente può influenzare

positivamente la produzione di melatonina, promuovendo un rilascio più tempestivo dell'ormone e facilitando un sonno più riposante.

Impatto sul Metabolismo:
Il digiuno intermittente modifica il metabolismo energetico, influenzando la produzione di ormoni e neurotrasmettitori coinvolti nella regolazione del sonno. Durante il digiuno, il corpo può aumentare la produzione di corpi chetonici, che non solo forniscono energia al cervello ma possono anche avere effetti calmanti e migliorare la qualità del sonno.

Riduzione dell'Infiammazione:
L'infiammazione sistemica può influenzare negativamente la qualità del sonno, contribuendo a disturbi del sonno come l'insonnia. Il digiuno intermittente può ridurre l'infiammazione, potenzialmente migliorando la qualità del sonno e riducendo la frequenza dei disturbi del sonno.

Regolazione del Cortisolo:
Livelli elevati di cortisolo, l'ormone dello stress, possono disturbare il sonno e alterare i ritmi circadiani. Il digiuno intermittente può normalizzare i livelli di cortisolo nel tempo, contribuendo a un sonno più ristoratore e a ritmi circadiani più stabili.

Effetti sulla Termoregolazione:
Il digiuno può influenzare la termoregolazione del corpo, un altro fattore importante nella regolazione del sonno. Il raffreddamento del corpo è un segnale che promuove l'addormentamento, e il digiuno può aiutare a ottimizzare questo processo di abbassamento della temperatura corporea prima del sonno.

Tuttavia, è importante notare che gli effetti del digiuno sul sonno possono variare a seconda dell'individuo, della durata e del tipo di digiuno, e di altri fattori come lo stile di vita e le condizioni di salute preesistenti. Alcune persone potrebbero sperimentare inizialmente disturbi del sonno come l'insonnia durante l'adattamento al digiuno intermittente. È quindi consigliabile approcciare il digiuno con cautela e fare attenzione a come esso influisce sul proprio sonno e benessere generale.

Capitolo 5: Pratiche di Digiuno e Impatti Psicologici Specifici

Analisi dettagliata di diverse pratiche di digiuno e dei loro effetti specifici sulla salute mentale e benessere emotivo.

In questo capitolo, esploreremo in modo approfondito diverse pratiche di digiuno intermittente, analizzando come ciascuna di esse influenzi specificamente la salute mentale e il benessere emotivo. Sebbene il digiuno intermittente sia ampiamente studiato per i suoi benefici sulla salute fisica, il suo impatto sulla psiche e sulle funzioni cognitive sta iniziando a ricevere maggiore attenzione nella ricerca scientifica.

Digiuno 16/8

Il protocollo di digiuno 16/8, comunemente conosciuto come "time-restricted eating", consiste in un regime alimentare che limita il consumo di cibo a una finestra di 8 ore al giorno, seguito da un periodo di digiuno di 16 ore. Questo modello di digiuno è tra i più accessibili e gestibili, rendendolo particolarmente popolare tra coloro che si avvicinano per la prima volta al digiuno intermittente.

Impatto sulla Regolazione del Glucosio e Sensibilità all'Insulina

Uno dei benefici principali del digiuno 16/8 è il miglioramento della regolazione del glucosio nel sangue e della sensibilità all'insulina. Limitando l'assunzione di cibo a una finestra di 8 ore, si riducono le fluttuazioni dei livelli di glucosio nel sangue, il che può contribuire a stabilizzare l'umore e prevenire l'insorgenza di disturbi del sonno legati a variazioni del glucosio. Un migliore controllo del glucosio e un'ottimale risposta insulinica sono fondamentali non solo per la gestione del peso e la prevenzione del diabete di tipo 2, ma anche per sostenere una funzione cerebrale ottimale e promuovere un equilibrio emotivo.

Benefici sui Ritmi Circadiani e Qualità del Sonno

Il rispetto di una finestra di alimentazione regolare con il digiuno 16/8 può aiutare a sincronizzare i ritmi circadiani del corpo, i cicli biologici naturali che influenzano numerosi processi fisiologici, inclusi il ciclo sonno-veglia e la secrezione ormonale. Consumare l'ultimo pasto della giornata alcune ore prima di andare a letto permette al corpo di entrare in fase di digiuno durante il sonno, il che può favorire un riposo più profondo e riposante, riducendo le interruzioni del sonno e migliorando la qualità generale del riposo notturno.

Chiarezza Mentale e Prestazioni Cognitive

Durante le ore di digiuno, molti individui riferiscono un aumento della chiarezza mentale e delle prestazioni cognitive. Questo fenomeno può essere attribuito a diversi fattori, tra cui la riduzione dell'infiammazione sistemica, un miglioramento nell'uso dell'energia da parte del cervello e un incremento nella produzione di neurotrasmettitori che favoriscono la vigilanza e la concentrazione, come la norepinefrina. Inoltre, il digiuno stimola la produzione di corpi chetonici, che possono servire come fonte di energia alternativa per il cervello, contribuendo ulteriormente a un senso di chiarezza mentale.

Consigli per l'Implementazione

Per coloro che desiderano adottare il digiuno 16/8, è consigliabile iniziare gradualmente, magari estendendo inizialmente le ore di digiuno notturno e riducendo gradualmente la finestra di alimentazione. È importante concentrarsi su pasti nutrienti e bilanciati durante la finestra di alimentazione per garantire un'adeguata assunzione di vitamine, minerali e altri nutrienti essenziali. Ascoltare il proprio corpo e fare aggiustamenti in base alle proprie esigenze e reazioni è fondamentale per garantire che il digiuno 16/8 sia sostenibile e benefico a lungo termine.

In conclusione, il digiuno 16/8 offre un approccio flessibile e praticabile al digiuno intermittente, con benefici significativi per la regolazione del glucosio, la sensibilità all'insulina, i ritmi circadiani, la qualità del sonno e la chiarezza mentale. Come per qualsiasi cambiamento dietetico, è consigliabile procedere con cautela e considerare una consulenza professionale, soprattutto per coloro con condizioni mediche preesistenti.

Digiuno 5:2

Il digiuno 5:2, noto anche come dieta del digiuno intermittente, è un approccio alimentare flessibile che alterna cinque giorni di alimentazione senza restrizioni caloriche con due giorni di consumo calorico ridotto, tipicamente limitato a 500-600 calorie per giornata. Questo modello di digiuno ha guadagnato popolarità per la sua sostenibilità e la relativa facilità di integrazione nelle routine quotidiane, offrendo al contempo significativi benefici per la salute fisica e mentale.

Benefici sulla Salute Mentale

Riduzione dello Stress Ossidativo e dell'Infiammazione:
Lo stress ossidativo e l'infiammazione cronica sono stati collegati a una vasta gamma di disturbi della salute mentale,

tra cui depressione e ansia. Il digiuno 5:2 contribuisce a
diminuire l'infiammazione e lo stress ossidativo nel corpo,
promuovendo un ambiente cellulare più salutare e
potenzialmente riducendo il rischio di sviluppare disturbi
dell'umore. Questi effetti protettivi sono particolarmente
rilevanti per il cervello, un organo particolarmente
suscettibile allo stress ossidativo.

Miglioramento della Neuroplasticità e della Funzione
Cerebrale:
Il digiuno 5:2 può stimolare il rilascio di fattori neurotrofici,
come il fattore neurotrofico derivato dal cervello (BDNF),
che svolge un ruolo cruciale nel supportare la neurogenesi
(la formazione di nuove cellule cerebrali) e la plasticità
sinaptica (la capacità delle sinapsi di rafforzarsi o indebolirsi
in risposta all'attività). Questi processi sono essenziali per
l'apprendimento, la memoria e l'adattabilità cognitiva,
contribuendo a una maggiore resilienza mentale e benessere
psicologico.

Promozione della Resilienza allo Stress:
La pratica del digiuno 5:2 può migliorare la capacità del
corpo e della mente di rispondere allo stress. Limitando
l'assunzione calorica per brevi periodi, il corpo attiva
meccanismi di sopravvivenza che possono rendere le cellule,
inclusi i neuroni, più resistenti agli stress futuri. Questo
"allenamento" contro lo stress può aiutare a migliorare la

gestione dello stress quotidiano e ridurre l'impatto negativo
dello stress cronico sulla salute mentale.

Considerazioni Pratiche

Scegliere i Giorni di Digiuno con Cura:
Per massimizzare i benefici e minimizzare i disagi, è utile
selezionare giorni di digiuno che si adattino meglio alla
propria routine e impegni sociali. Alcune persone
preferiscono programmare i giorni di digiuno in giorni
meno impegnativi o stressanti, per facilitare l'adattamento al
ridotto apporto calorico.

Nutrirsi Intenzionalmente:
Nei giorni di digiuno, è importante concentrarsi su alimenti
nutrienti e a basso contenuto calorico, come verdure,
proteine magre e frutti ricchi di fibre, per garantire che il
corpo riceva i nutrienti essenziali necessari per sostenere la
salute fisica e mentale.

Ascoltare il Proprio Corpo:
La sensazione di fame e gli effetti collaterali come mal di testa
o irritabilità possono manifestarsi, specialmente nelle fasi
iniziali della pratica del digiuno 5:2. È importante ascoltare il
proprio corpo e, se necessario, adattare la pratica per
garantire che rimanga sostenibile e benefica.

In conclusione, il digiuno 5:2 offre un approccio equilibrato e flessibile al digiuno intermittente, con potenziali benefici significativi per la salute mentale e il benessere emotivo. Riducendo lo stress ossidativo, l'infiammazione e migliorando la neuroplasticità e la resilienza allo stress, il digiuno 5:2 può sostenere una migliore funzione cerebrale e promuovere un senso generale di benessere psicologico. Come sempre, è consigliabile consultare un professionista della salute prima di iniziare qualsiasi nuovo regime alimentare, specialmente per coloro con condizioni mediche preesistenti.

Eat-Stop-Eat

La pratica di Eat-Stop-Eat, che coinvolge uno o due periodi di digiuno completo di 24 ore a settimana, rappresenta un approccio più intensivo al digiuno intermittente. Nonostante possa presentare maggiori sfide in termini di adattamento e mantenimento rispetto ad altri metodi di digiuno, Eat-Stop-Eat offre benefici unici che possono avere effetti trasformativi sulla salute mentale e fisica.

Induzione dell'Autofagia e Salute Neuronale

Uno dei benefici più significativi di Eat-Stop-Eat è l'induzione dell'autofagia, un processo cellulare vitale attraverso il quale le cellule degradano e riciclano componenti cellulari danneggiati o disfunzionali. Quando esteso al cervello, questo processo può contribuire alla rimozione di proteine danneggiate e aggregati, che sono implicati in molte malattie neurodegenerative, come l'Alzheimer e il Parkinson. L'autofagia aiuta a mantenere l'integrità e la funzionalità dei neuroni, favorendo una salute cerebrale ottimale e potenzialmente rallentando i processi di invecchiamento neuronale.

Miglioramento della Resilienza allo Stress

La pratica regolare di digiuni di 24 ore può rafforzare la resilienza dello stress del corpo e della mente. Questa forma di stress controllato, noto come eustress, può stimolare il corpo a migliorare le sue risposte adattative allo stress, rendendo l'individuo meglio equipaggiato per affrontare stress futuri, sia mentali che fisici. Questo "effetto allenamento" può tradursi in una maggiore resilienza emotiva, contribuendo a una gestione più efficace dell'ansia, dello stress e dei disturbi dell'umore.

Effetti Sulla Claretà Mentale e Focus

Durante i periodi di digiuno, molti praticanti di Eat-Stop-Eat riferiscono un aumento della chiarezza mentale e del focus. Questo può essere attribuito a una combinazione di fattori, tra cui la riduzione dell'infiammazione sistemica, la stabilizzazione dei livelli di zucchero nel sangue e l'aumento della produzione di corpi chetonici, che forniscono un'efficace fonte di energia per il cervello. Questo stato può facilitare una maggiore concentrazione e prestazioni cognitive, rendendo il digiuno di 24 ore particolarmente attraente per coloro che cercano un miglioramento nella funzione cognitiva.

Considerazioni Pratiche e Raccomandazioni

Nonostante i suoi benefici, Eat-Stop-Eat può essere una sfida, specialmente per i principianti del digiuno intermittente. È importante introdurre questo metodo gradualmente e ascoltare attentamente le risposte del proprio corpo. Durante i giorni di digiuno, mantenere un'adeguata idratazione bevendo acqua, tè senza zucchero e altre bevande non caloriche può aiutare a gestire la fame e sostenere il processo di digiuno.

Dopo un digiuno di 24 ore, è cruciale rompere il digiuno con un pasto bilanciato e nutriente, evitando di indulgere eccessivamente per compensare il periodo di digiuno. Questo aiuta a massimizzare i benefici del digiuno, supportando al contempo la salute e il benessere complessivi.

In conclusione, Eat-Stop-Eat offre un approccio potente e trasformativo al digiuno intermittente, con benefici significativi per la salute mentale, la resilienza allo stress e la funzione cerebrale. Tuttavia, data la sua intensità, è fondamentale avvicinarsi a questo metodo con consapevolezza e cautela, adattandolo alle proprie esigenze individuali e preferenze di stile di vita.

Digiuno a Giorni Alterni

Il digiuno a giorni alterni è una pratica di digiuno intermittente che comporta l'alternanza di giornate di alimentazione senza restrizioni caloriche a giornate di digiuno completo o di notevole riduzione calorica (solitamente intorno a 500 calorie per le donne e 600 per gli uomini). Questo approccio al digiuno offre una modalità flessibile e dinamica di limitare l'apporto calorico, contribuendo a promuovere diversi benefici per la salute, in particolare per la funzione cognitiva e la salute mentale.

Miglioramento della Funzione Cognitiva

Il digiuno a giorni alterni può esercitare un impatto positivo sulla funzione cognitiva, potenziando la memoria, l'attenzione e la velocità di elaborazione. Questi benefici sono attribuibili a diversi meccanismi, inclusa la promozione dell'autofagia cerebrale, che aiuta a eliminare le proteine danneggiate e i detriti cellulari, mantenendo così le cellule cerebrali in uno stato ottimale di funzionamento. Inoltre, la regolazione del metabolismo energetico nel cervello, con un incremento dell'efficienza nell'uso dei corpi chetonici come

fonte di energia durante i periodi di digiuno, può
contribuire a una maggiore chiarezza e funzione mentale.

Impatto su Umore e Ansia

Il digiuno a giorni alterni può anche influenzare
positivamente l'umore e i livelli di ansia, possibilmente
attraverso la modulazione dei neurotrasmettitori come la
serotonina e il GABA, che giocano ruoli cruciali nella
regolazione dell'umore e nella risposta all'ansia. La riduzione
dell'infiammazione sistemica e dello stress ossidativo,
insieme al miglioramento della regolazione ormonale e alla
riduzione dei livelli di cortisolo, può contribuire a un senso
di benessere generale e a una riduzione dei sintomi associati
a depressione e ansia.

Considerazioni sulla Variabilità Giornaliera e Sfide

Nonostante i potenziali benefici, il digiuno a giorni alterni
presenta sfide legate alla sua variabilità giornaliera. Per
alcune persone, l'alternanza tra giornate di digiuno e
giornate di alimentazione normale può risultare difficile da
gestire, specialmente per chi ha bisogno di una routine
alimentare più stabile e prevedibile a causa di impegni
sociali, familiari o lavorativi. Inoltre, la gestione della fame e
degli impulsi alimentari nei giorni di digiuno può richiedere
un periodo di adattamento e una forte disciplina personale.

Strategie di Adattamento e Integrazione

Per coloro che desiderano esplorare il digiuno a giorni alterni, è consigliabile iniziare gradualmente e prestare attenzione ai segnali del proprio corpo. Integrare giornate di digiuno con una dieta equilibrata e nutrienti nei giorni di alimentazione può aiutare a mantenere un adeguato apporto di nutrienti essenziali. È importante anche concentrarsi sulla qualità del cibo, preferendo alimenti integrali, ricchi di fibre, proteine magre e grassi salutari per massimizzare la sazietà e il supporto nutrizionale.

In conclusione, il digiuno a giorni alterni offre un approccio unico e flessibile al digiuno intermittente, con benefici promettenti per la salute cognitiva e il benessere emotivo. Tuttavia, la sua efficacia e sostenibilità possono variare ampiamente tra gli individui, rendendo essenziale un approccio personalizzato e attento alla propria salute e benessere generale.

Metodo del Guerriero

Il Metodo del Guerriero, ispirato alle abitudini alimentari dei guerrieri storici, che spesso consumavano piccole quantità di cibo o digiunavano durante il giorno per mantenere l'agilità e la prontezza, culminando in un unico grande pasto serale, offre un approccio unico al digiuno intermittente. Questo metodo non solo si allinea con uno stile di vita attivo e impegnato, ma può anche portare a notevoli benefici cognitivi e fisici, sebbene richieda una considerazione attenta del suo impatto sul sonno e sui ritmi circadiani.

Benefici Cognitivi e Fisici

Aumento della Focalizzazione e dell'Acuità Mentale: Durante le ore di digiuno diurne, molti praticanti del Metodo del Guerriero riferiscono un incremento della chiarezza mentale, della focalizzazione e dell'energia. Questi benefici possono derivare da una combinazione di fattori, tra cui la riduzione delle distrazioni legate al consumo frequente di cibo e l'entrata in uno stato di chetosi lieve, in cui il corpo utilizza i grassi come principale fonte di energia, contribuendo a una maggiore acuità mentale.

Modulazione della Norepinefrina: Il digiuno stimola l'aumento dei livelli di norepinefrina, un neurotrasmettitore che migliora l'attenzione e la prontezza, effetti particolarmente utili durante le ore diurne di attività e lavoro.

Considerazioni Nutrizionali e Impatto sul Sonno
Gestione del Pasto Serale:

Sebbene il grande pasto serale possa offrire un senso di soddisfazione e appagamento, è essenziale che sia ben bilanciato dal punto di vista nutrizionale, includendo una varietà di alimenti ricchi di nutrienti per soddisfare le esigenze quotidiane del corpo. L'eccesso o la scelta di alimenti pesanti e difficili da digerire può influenzare negativamente la qualità del sonno, soprattutto se consumati poco prima di coricarsi.

Impatto sui Ritmi Circadiani:
La pratica di consumare la maggior parte delle calorie alla fine della giornata può sfidare i ritmi circadiani naturali del corpo, specialmente se il pasto serale è particolarmente abbondante o tardivo. È importante prestare attenzione a come questa abitudine alimentare influisce sul proprio ciclo sonno-veglia e sulla qualità del sonno, e considerare di anticipare il pasto serale per minimizzare potenziali disturbi.
Adattamento e Personalizzazione

Per coloro che desiderano adottare il Metodo del Guerriero, è fondamentale un periodo di adattamento e una personalizzazione attenta per garantire che questa pratica si allinei con le esigenze individuali e lo stile di vita. Ascoltare il proprio corpo e apportare modifiche, come regolare la dimensione o la composizione del pasto serale, può aiutare a ottimizzare i benefici del digiuno mantenendo al contempo una buona qualità del sonno e un equilibrio ormonale.

In conclusione, il Metodo del Guerriero offre un approccio intrigante e potenzialmente efficace al digiuno intermittente, con benefici per la focalizzazione, l'energia e la salute generale. Tuttavia, data la sua specificità, richiede un'attenta considerazione delle proprie abitudini alimentari e del loro impatto sul benessere complessivo, in particolare in relazione alla qualità del sonno e ai ritmi circadiani.

Considerazioni Generali

Mentre queste diverse pratiche di digiuno possono offrire benefici unici per la salute mentale e il benessere emotivo, è fondamentale considerare le esigenze e le circostanze individuali. Fattori come lo stile di vita, le condizioni di salute preesistenti, e le preferenze personali giocano un ruolo cruciale nel determinare la pratica più adatta a ciascun individuo. Inoltre, è importante avvicinarsi al digiuno intermittente con un approccio equilibrato e ascoltare i segnali del proprio corpo, adattando o interrompendo la pratica se necessario per il proprio benessere mentale e fisico.

Capitolo 6: Implementazione Pratica e Personalizzazione

Avvio e Personalizzazione

Avviare e personalizzare un regime di digiuno intermittente può essere un percorso trasformativo per la salute e il benessere, ma richiede considerazione, pianificazione e ascolto del proprio corpo. Ecco una guida dettagliata per iniziare e adattare il digiuno intermittente alle proprie esigenze individuali.

Fase 1: Valutazione e Preparazione

Valuta il Tuo Stato di Salute Attuale:
Prima di iniziare, considera il tuo stato di salute generale. Se hai condizioni mediche preesistenti, specialmente relative al metabolismo o alla regolazione della glicemia, consulta un professionista sanitario.

Definisci i Tuoi Obiettivi:
Chiarisci i tuoi obiettivi con il digiuno intermittente. Che si tratti di perdita di peso, miglioramento della salute metabolica, maggiore chiarezza mentale o altro, avere obiettivi chiari ti aiuterà a scegliere il metodo più adatto e a rimanere motivato.

Ricerca e Scelta del Metodo:
Esplora i diversi metodi di digiuno intermittente, come il
16/8, il 5:2, Eat-Stop-Eat, il digiuno a giorni alterni e il
Metodo del Guerriero. Considera quale si adatterebbe
meglio al tuo stile di vita, alle tue preferenze alimentari e ai
tuoi obiettivi.

Fase 2: Avvio Graduale

Inizia Gradualmente:
Se non hai esperienza con il digiuno, inizia gradualmente
riducendo la finestra di alimentazione o diminuendo
l'apporto calorico nei giorni di digiuno leggero. Questo
aiuterà il tuo corpo ad adattarsi.

Pianifica i Tuoi Pasti:
Anche se il digiuno intermittente si concentra più su
quando mangi piuttosto che su cosa mangi, è importante
mantenere una dieta equilibrata. Pianifica pasti nutrienti che
includano proteine magre, grassi salutari, carboidrati
complessi e abbondanti verdure.

Ascolta il Tuo Corpo:
Presta attenzione a come ti senti durante il digiuno. È
normale avvertire un certo grado di fame, ma segnali come
stanchezza estrema, irritabilità o difficoltà di concentrazione
possono indicare che è necessario apportare modifiche.

Fase 3: Personalizzazione e Adattamento

Adegua in Base alle Tue Risposte:
Sii pronto a regolare la durata del digiuno, la finestra di
alimentazione e la frequenza in base a come reagisce il tuo
corpo. La personalizzazione è fondamentale per trovare il
programma di digiuno che si adatta meglio alle tue esigenze
e al tuo stile di vita.

Incorpora l'Esercizio Fisico:
L'attività fisica regolare può complementare i benefici del
digiuno intermittente. Trova un equilibrio che non ti lasci
esausto, specialmente nei giorni di digiuno.

Monitora i Tuoi Progressi:
Tieni traccia dei tuoi progressi verso gli obiettivi iniziali, sia
che si tratti di miglioramenti nella composizione corporea,
nei livelli di energia, nella qualità del sonno o nei marcatori
di salute. Questo non solo può fornire motivazione ma
anche indicazioni su come potrebbe essere necessario
aggiustare ulteriormente il tuo regime di digiuno.

Fase 4: Ascolto e Adeguamento a Lungo Termine

Ascolta e Modifica a Lungo Termine:
Il digiuno intermittente può richiedere aggiustamenti a
lungo termine. Ascolta il tuo corpo e sii disposto a
modificare il tuo regime di digiuno per adattarlo a
cambiamenti nella tua vita, salute o obiettivi.

Considera il Supporto Professionale:
Se incontri difficoltà o hai domande specifiche, considera la
possibilità di consultare un nutrizionista, un dietologo o un
medico esperto in digiuno intermittente per consigli
personalizzati.

Iniziare e personalizzare il digiuno intermittente è un viaggio
personale che può portare a notevoli benefici per la salute e il
benessere. Ricorda, la chiave è l'adattabilità e l'ascolto del
tuo corpo per garantire che il digiuno si integri
armoniosamente nella tua vita, supportando i tuoi obiettivi
di salute e stile di vita.

Gestione delle Sfide: Consigli per superare le difficoltà comuni.

Affrontare il digiuno intermittente può presentare delle sfide, specialmente nelle fasi iniziali mentre il corpo e la mente si adattano a un nuovo regime alimentare. Ecco alcuni consigli pratici per gestire e superare le difficoltà comuni associate al digiuno intermittente:

1. Affrontare la Fame

Idratazione:
Bere abbondante acqua può aiutare a mitigare la sensazione di fame, poiché spesso il corpo può confondere la sete con la fame.

Alimenti a Basso Contenuto Calorico:
Nei metodi di digiuno che lo consentono, come il 5:2, opta per cibi a basso contenuto calorico ma ad alto volume, come verdure ricche di fibre, per aiutare a saziare senza superare il limite calorico.

Distrazione:
Coinvolgiti in attività che distolgano la tua attenzione dal cibo, come leggere, passeggiare o praticare hobby.

2. Gestire la Fatica e il Calo di Energia

Riequilibrio Elettrolitico:
Durante il digiuno, potrebbe essere necessario riequilibrare
gli elettroliti. Considera l'assunzione di una bevanda
elettrolitica senza calorie o l'aggiunta di un pizzico di sale a
un bicchiere d'acqua.

Riposo Adeguato:
Assicurati di dormire a sufficienza, poiché la privazione del
sonno può esacerbare la sensazione di stanchezza e
influenzare negativamente la tua esperienza di digiuno.

Ascolta il Tuo Corpo:
Se ti senti estremamente affaticato, valuta di accorciare il
periodo di digiuno e aumentarlo gradualmente man mano
che il tuo corpo si adatta.

3. Mantenere la Motivazione

Imposta Obiettivi Chiari:
Avere obiettivi ben definiti può aiutare a mantenere la
motivazione. Scrivili e ricordati il motivo per cui hai iniziato.

Traccia i Progressi:
Monitorare i progressi, sia tramite un diario che tramite app
specifiche, può fornire un feedback tangibile e motivante sui
miglioramenti raggiunti.

Crea una Rete di Supporto:
Condividere l'esperienza con amici, familiari o gruppi online
può offrire supporto, consigli e motivazione aggiuntivi.

4. Equilibrare il Digiuno con la Vita Sociale

Pianificazione Anticipata:
Se possibile, pianifica i tuoi periodi di digiuno intorno agli
eventi sociali per minimizzare i conflitti.

Flessibilità:
Essere flessibili con il tuo programma di digiuno può aiutare
a gestire meglio le situazioni sociali senza compromettere i
benefici del digiuno.

5. Ascoltare il Proprio Corpo

Riconoscere i Segnali di Allarme:
Se sperimenti sintomi preoccupanti come vertigini, eccessiva
debolezza o problemi di concentrazione, è importante
riconsiderare il tuo approccio al digiuno e, se necessario,
consultare un professionista della salute.

Adattamento Progressivo:
Se una certa forma di digiuno non sembra adatta, non
esitare a esplorare altre opzioni o adattare il tuo regime per
trovare ciò che funziona meglio per te.

Superare le sfide legate al digiuno intermittente richiede tempo, pazienza e una buona dose di autoascolto. Ogni individuo può reagire diversamente, quindi è essenziale trovare un equilibrio personale che renda il digiuno un'esperienza positiva e arricchente per il proprio benessere.

Capitolo 7: Supporto Comunitario e Risorse

Comunità e Supporto: Panoramica sull'utilizzo di gruppi di supporto e reti sociali.

L'integrazione di comunità e supporto nel percorso di digiuno intermittente può avere un impatto significativo sulla tua esperienza e sui tuoi risultati. Partecipare a gruppi di supporto e utilizzare le reti sociali può offrire motivazione, consigli, condivisione di esperienze e un senso di appartenenza. Ecco una panoramica su come trarre vantaggio da queste risorse:

Trovare Gruppi di Supporto

Online e Social Media:
Le piattaforme online come Facebook, Reddit e forum dedicati offrono una vasta gamma di gruppi di supporto per il digiuno intermittente. Questi spazi permettono di condividere esperienze, successi, sfide e consigli pratici con persone che hanno obiettivi simili.

App di Salute e Fitness:
Molte app dedicate al benessere e al fitness includono comunità interne dove gli utenti possono condividere i

propri viaggi di digiuno intermittente, ponendo domande e offrendo supporto reciproco.

Gruppi Locali:
Esplora la possibilità di unirti a gruppi di supporto locali o meetup incentrati sul benessere, la nutrizione e il digiuno intermittente. L'interazione faccia a faccia può rafforzare il senso di comunità e impegno.

Utilizzare le Reti Sociali
Condivisione e Accountability:
Condividere i tuoi obiettivi e progressi sui social media può aumentare il senso di responsabilità e motivazione. Ricevere incoraggiamento e feedback dalla tua rete può stimolare la perseveranza.

Seguire Esperti e Influencer:
Seguire professionisti della salute, nutrizionisti e influencer che promuovono il digiuno intermittente può fornire una fonte costante di informazioni affidabili, ricette, suggerimenti e ispirazione.

Documentare il Viaggio:
Considera di documentare il tuo viaggio di digiuno intermittente attraverso post o blog. Condividere le tue esperienze può non solo aiutarti a riflettere sui tuoi progressi, ma anche ispirare e aiutare altri nella loro esperienza.

Creare o Unirsi a Sfide di Gruppo

Sfide di Digiuno:
Partecipare o organizzare sfide di digiuno con amici,
familiari o membri della comunità online può aumentare la
motivazione e rendere il processo più divertente e
coinvolgente.

Navigare le Discussioni con Sensibilità
Rispetto e Empatia:
Ricorda che ognuno è in un viaggio unico e che ciò che
funziona per uno potrebbe non funzionare per un altro.
Avvicinati alle discussioni con apertura, rispetto e empatia.

Critica Costruttiva:
Quando fornisci o ricevi feedback, cerca di mantenere un
approccio costruttivo e supportivo, evitando giudizi o
commenti negativi.

L'integrazione di comunità e supporto nel tuo viaggio di
digiuno intermittente può arricchire l'esperienza, offrendo
sostegno emotivo, conoscenze e un senso di appartenenza.
Che tu preferisca l'interazione online o di persona, trovare la
giusta rete di supporto può essere un fattore chiave nel
mantenere la motivazione e ottenere successo a lungo
termine nel tuo percorso di salute e benessere.

Capitolo 8: Case Study e Storie di Successo

La raccolta di testimonianze e l'analisi di casi studio rappresentano metodi efficaci per illustrare l'impatto reale del digiuno intermittente sulla vita delle persone. Di seguito sono presentate diverse storie che evidenziano i benefici unici del digiuno intermittente in termini di salute, benessere e trasformazione personale.

Testimonianza 1: Miglioramento della Salute Metabolica

Mario, 45 anni: Mario ha iniziato il digiuno intermittente con il metodo 16/8 per affrontare la sua pre-diabete e l'alta pressione sanguigna. Dopo sei mesi di pratica costante, non solo ha perso 10 kg, ma i suoi esami del sangue hanno mostrato un netto miglioramento nei livelli di glucosio a digiuno e nella pressione sanguigna. Mario riferisce anche un aumento dei livelli di energia durante il giorno e un miglioramento del sonno notturno.

Testimonianza 2: Riduzione dell'Ansia e Miglioramento dell'Umore

Giulia, 32 anni: Soffrendo di ansia e lievi episodi depressivi, Giulia ha scoperto che il digiuno 5:2 non solo l'ha aiutata a perdere il peso in eccesso ma ha anche avuto un impatto positivo sul suo benessere mentale. Limitando l'assunzione calorica due giorni a settimana, ha notato una diminuzione dell'ansia e un generale miglioramento del suo umore e della sua capacità di gestire lo stress.

Testimonianza 3: Aumento della Chiarezza Mentale e della Concentrazione

Alessandro, 29 anni: Come programmatore, Alessandro cercava modi per migliorare la sua concentrazione e prestazioni cognitive. Attraverso il Metodo del Guerriero, ha scoperto che il digiuno durante il giorno gli ha fornito una chiarezza mentale senza precedenti, permettendogli di immergersi profondamente nel suo lavoro senza le distrazioni tipiche degli spuntini o dei pasti pesanti.

Testimonianza 4: Superamento della Stagnazione del Peso

Elisa, 38 anni: Dopo aver provato diverse diete senza successo a lungo termine, Elisa ha adottato il digiuno a giorni alterni e ha finalmente superato una stagnazione del peso che durava da anni. Oltre alla perdita di peso, Elisa riferisce un miglioramento della composizione corporea con un aumento della massa muscolare, grazie all'abbinamento del digiuno con l'allenamento di resistenza.

Analisi di Casi Studio

Studio su Pazienti con Sindrome Metabolica: Un caso studio ha seguito un gruppo di individui con sindrome metabolica sottoposti a un regime di digiuno intermittente 16/8 per 12 settimane. I risultati hanno mostrato miglioramenti significativi nella perdita di peso, nella riduzione della circonferenza della vita, nei livelli di insulina a digiuno e nella sensibilità all'insulina.

Studio sull'Effetto del Digiuno sull'Ansia e la Depressione: Un altro studio ha esaminato l'impatto del digiuno 5:2 su individui con lievi a moderati sintomi di ansia e depressione. Dopo 8 settimane, i partecipanti hanno riferito una riduzione significativa dei sintomi di ansia e depressione, accanto a miglioramenti nella qualità del sonno e nei livelli di energia.

Queste testimonianze e casi studio offrono uno sguardo approfondito sugli effetti trasformativi del digiuno intermittente su vari aspetti della salute e del benessere. È importante notare che l'esperienza di digiuno può variare ampiamente da persona a persona, e ciò che funziona per uno potrebbe non essere adatto per un altro. Pertanto, è essenziale adottare un approccio personalizzato e, se necessario, consultare un professionista della salute per guidare il proprio percorso di digiuno.

Conclusione

Il viaggio nel mondo del digiuno intermittente è un percorso di scoperta personale che va oltre la semplice perdita di peso o il miglioramento della composizione corporea. Si tratta di un viaggio verso un benessere più profondo, che abbraccia la salute fisica, mentale ed emotiva.

Le testimonianze e gli studi esaminati illustrano come il digiuno intermittente possa essere un potente strumento per trasformare non solo il nostro corpo, ma anche la nostra mente e il nostro approccio alla vita.

Riflessioni Chiave

Personalizzazione:
È evidente che non esiste un approccio unico per tutti quando si parla di digiuno intermittente. L'importanza di personalizzare e adattare il digiuno alle proprie esigenze, al proprio stile di vita e agli obiettivi personali non può essere sottolineata abbastanza.

Ascolto del Proprio Corpo:
L'ascolto attento dei segnali del proprio corpo è fondamentale. Il digiuno offre l'opportunità di riconnettersi con le proprie esigenze fisiologiche e di imparare a

distinguere tra fame reale e abitudini alimentari condizionate.

Benessere Olistico:
I benefici del digiuno intermittente vanno oltre la salute fisica, influenzando positivamente anche la salute mentale e il benessere emotivo. Questa pratica può migliorare la chiarezza mentale, ridurre lo stress e l'ansia e promuovere un senso generale di equilibrio.

Invito all'Azione

Informarsi:
> Dedica tempo alla ricerca e all'istruzione, utilizzando le risorse raccomandate per costruire una solida base di conoscenza sul digiuno intermittente.

Iniziare Gradualmente:
> Se sei nuovo al digiuno intermittente, inizia con passi piccoli e gestibili. Sperimenta con brevi periodi di digiuno e ascolta come reagisce il tuo corpo.

Documentare il Viaggio:
> Considera di tenere un diario del tuo percorso di digiuno intermittente, annotando non solo i tuoi pasti e i periodi di digiuno, ma anche come ti senti fisicamente, mentalmente ed emotivamente.

Cercare Supporto:

>Unisciti a una comunità di digiuno intermittente, che sia online o locale. Condividere esperienze, sfide e successi può offrire un prezioso supporto e motivazione.

Valutare e Adattare:

>Sii pronto a valutare i tuoi progressi e ad adattare la tua pratica di digiuno in base ai risultati e al feedback del tuo corpo. La flessibilità è fondamentale per trovare il regime di digiuno che funziona meglio per te.

Il digiuno intermittente non è solo una moda passeggera, ma una pratica sostenibile che può portare a profondi cambiamenti nel modo in cui viviamo, mangiamo e pensiamo alla salute e al benessere. Ti invito a esplorare il digiuno intermittente con una mente aperta e curiosa, impegnandoti in un viaggio che potrebbe non solo trasformare il tuo corpo, ma anche arricchire la tua vita in modi inaspettati.

Appendice

Glossario dei termini chiave.

Per navigare con sicurezza nel mondo del digiuno intermittente, è utile familiarizzare con alcuni termini chiave. Ecco un glossario di concetti fondamentali:

Digiuno Intermittente:
Una pratica alimentare che alterna periodi di digiuno (assunzione calorica minima o nulla) a finestre di alimentazione durante le quali si possono consumare pasti.

Finestra di Alimentazione:
Il periodo specifico durante il giorno in cui è consentito mangiare quando si pratica il digiuno intermittente.

16/8:
Un metodo di digiuno intermittente che prevede una finestra di alimentazione di 8 ore seguita da 16 ore di digiuno.

5:2:
Un approccio al digiuno intermittente che comporta la normale alimentazione per 5 giorni a settimana, mentre per 2 giorni non consecutivi l'assunzione calorica viene ridotta a 500-600 calorie.

Eat-Stop-Eat:
Un modello di digiuno che implica uno o due giorni di
digiuno completo di 24 ore a settimana, alternati a giorni di
alimentazione normale.

Digiuno a Giorni Alterni:
Un regime che alterna giorni di alimentazione normale a
giorni di digiuno completo o parziale.

Metodo del Guerriero:
Un piano di digiuno che prevede piccoli spuntini di frutta e
verdura durante il giorno e un grande pasto serale.

Autofagia:
Un processo cellulare di "pulizia" attraverso il quale le cellule
degradano e riciclano componenti danneggiati o inutili,
promuovendo la salute cellulare e la longevità.

Chetosi:
Uno stato metabolico in cui il corpo utilizza i grassi come
principale fonte di energia, producendo corpi chetonici,
specialmente durante periodi prolungati di digiuno o di
assunzione ridotta di carboidrati.

Corpi Chetonici:
Molecole prodotte dal fegato da acidi grassi durante periodi
di bassa assunzione di cibo (digiuno) o carboidrati, utilizzate

come energia alternativa per il cervello e altri organi quando il glucosio è scarso.

BDNF (Fattore Neurotrofico Derivato dal Cervello):
Una proteina che supporta la sopravvivenza dei neuroni esistenti e stimola la crescita di nuovi neuroni e sinapsi, spesso aumentata da esercizio fisico e digiuno.

Insulino-Resistenza:
Una condizione in cui le cellule del corpo diventano meno reattive all'insulina, portando a livelli elevati di glucosio nel sangue e aumentando il rischio di diabete di tipo 2.

Sindrome Metabolica:
Un insieme di condizioni, inclusi ipertensione, elevati livelli di zucchero nel sangue, eccesso di grasso corporeo attorno alla vita e livelli anormali di colesterolo o trigliceridi, che insieme aumentano il rischio di malattie cardiache, ictus e diabete.

Norepinefrina:
Un neurotrasmettitore e ormone che, tra le altre funzioni, aumenta l'attenzione e la capacità di risposta dello stress. I livelli possono aumentare durante il digiuno.

Bonus

Ricette Dietetiche Gustose e Rapide

Una collezione di ricette semplici ma nutrienti, perfettamente allineate con il digiuno intermittente, per aiutare i lettori a mantenere una dieta equilibrata e gustosa durante il loro percorso.

Colazione Ricca di Energia:

Frullato Proteico Verde: Spinaci, avocado, proteine in polvere, latte di mandorla e una banana.

Ingredienti:

- Spinaci freschi: 1 manciata (circa 30 grammi)
- Avocado: 1/2 avocado medio, sbucciato e denocciolato
- Proteine in polvere: 1 misurino (la quantità può variare a seconda del prodotto, quindi controlla l'etichetta, ma solitamente corrisponde a circa 20-30 grammi)
- Latte di mandorla: 200 ml (senza zuccheri aggiunti per una versione più salutare)
- Banana: 1 banana media, sbucciata

Istruzioni:

Preparazione degli ingredienti: Lavare accuratamente gli spinaci sotto acqua corrente. Tagliare l'avocado a metà, rimuovere il nocciolo e utilizzare solo una metà per il frullato, sbucciandola. Sbucciare la banana e tagliarla a pezzi per facilitare la miscelazione.

Assemblaggio: Inserire gli spinaci, i pezzi di avocado, la banana a pezzi e il misurino di proteine in polvere nel bicchiere del frullatore.

Aggiunta del liquido: Versare il latte di mandorla nel bicchiere del frullatore, assicurandosi che tutti gli ingredienti siano ben immersi.

Frullatura: Azionare il frullatore a velocità media-alta per circa 30-60 secondi, o fino a quando il frullato non risulta liscio e cremoso. Se necessario, fermare il frullatore e mescolare con un cucchiaio per assicurarsi che tutti gli ingredienti vengano ben frullati.

Servizio: Versare il frullato in un bicchiere alto e gustare immediatamente per assaporare tutti i nutrienti e le vitamine.

Suggerimenti:

- Per un frullato più fresco, puoi aggiungere alcuni cubetti di ghiaccio prima di frullare o utilizzare una banana congelata.

- Se desideri un frullato più dolce, considera l'aggiunta di un dolcificante naturale come miele o sciroppo d'acero, ma con moderazione.
- Puoi variare le proteine in polvere scegliendo tra diverse opzioni disponibili sul mercato, come proteine del siero del latte, proteine vegetali (piselli, riso, canapa) a seconda delle tue preferenze alimentari.

Frittata di Verdure al Forno: Uova sbattute con spinaci, pomodori, peperoni e cipolle, cotte in forno.

Ingredienti:
- Uova: 8 grandi
- Spinaci freschi: 100 grammi, già puliti e tagliati grossolanamente
- Pomodori: 2 medi, tagliati a cubetti
- Peperoni: 1 grande, pulito e tagliato a strisce (puoi scegliere il colore che preferisci)
- Cipolle: 1 media, pelata e affettata finemente
- Sale: q.b. (quanto basta)
- Pepe nero macinato: q.b.
- Olio extravergine di oliva: 2 cucchiai
- Formaggio grattugiato (opzionale): 50 grammi, per dare un tocco in più

Istruzioni:

Preparazione del forno: Preriscaldare il forno a 180°C.

Preparazione delle verdure: In una padella grande antiaderente, scaldare 1 cucchiaio di olio extravergine di oliva a fuoco medio. Aggiungere le cipolle affettate e cuocere per circa 2-3 minuti fino a che non diventano trasparenti. Aggiungere i peperoni e cuocere per altri 5 minuti, finché non iniziano ad ammorbidirsi. Aggiungere i pomodori e gli spinaci, cuocendo fino a che gli spinaci non si appassiscono. Condire con sale e pepe a piacere.

Preparazione delle uova: In una ciotola grande, sbattere le uova con un pizzico di sale e pepe. Se desideri, puoi aggiungere del formaggio grattugiato per arricchire il sapore.

Assemblaggio: Unire le verdure cotte alle uova sbattute, mescolando delicatamente per distribuire uniformemente le verdure.

Cottura in forno: Versare il composto in una teglia da forno precedentemente unta con il rimanente olio extravergine di oliva. Infornare e cuocere per circa 20-25 minuti, o fino a che la frittata non risulta dorata in superficie e ben cotta al centro.

Servizio: Lasciare intiepidire per qualche minuto prima di tagliare e servire.

Suggerimenti:

- Personalizza la tua frittata aggiungendo le tue verdure preferite o quelle che hai a disposizione.
- Per una versione più ricca, puoi aggiungere pezzetti di formaggio a pasta dura o morbida all'interno della frittata prima di infornarla.
- Servi la frittata con una fresca insalata verde o pane croccante per un pasto completo.

Pancake di Avena e Banana: Pancake realizzati con farina d'avena, banana schiacciata e uova, serviti con sciroppo d'acero puro.

Ingredienti:

- Farina d'avena: 100 grammi (puoi ottenere farina d'avena frullando i fiocchi d'avena in un mixer fino a ottenere una polvere fine)
- Banane mature: 2 medie, schiacciate
- Uova: 2 grandi
- Latte: 100 ml (puoi usare latte di mucca o una variante vegetale come latte di mandorla o avena)
- Lievito in polvere per dolci: 1 cucchiaino
- Estratto di vaniglia: 1 cucchiaino (opzionale per aromatizzare)
- Olio per cucinare: q.b. (per ungere la padella)
- Sciroppo d'acero puro: q.b. (per servire)
- Sale: un pizzico

Istruzioni:

Preparazione dell'impasto: In una ciotola grande, unire la farina d'avena con il lievito in polvere e un pizzico di sale. In un'altra ciotola, schiacciare le banane con una forchetta fino a ottenere una purea. Aggiungere le uova sbattute, il latte e l'estratto di vaniglia alla purea di banana e mescolare fino a ottenere un composto omogeneo.

Unione degli ingredienti: Versare il composto liquido degli ingredienti umidi nella ciotola con gli ingredienti secchi. Mescolare delicatamente fino a quando non saranno ben combinati, facendo attenzione a non lavorare troppo l'impasto per mantenere i pancake soffici.

Cottura dei pancake: Scaldare una padella antiaderente a fuoco medio e ungerla leggermente con un po' d'olio. Versare un mestolo di impasto per ogni pancake nella padella calda. Cuocere per circa 2-3 minuti per lato, o fino a quando non diventano dorati e si formano delle bolle in superficie. Girare delicatamente e cuocere l'altro lato.

Servizio: Impilare i pancake su un piatto e servirli caldi, accompagnati da un generoso giro di sciroppo d'acero puro.

Suggerimenti:

- Per rendere i pancake ancora più golosi, puoi aggiungere nella pastella delle gocce di cioccolato, mirtilli freschi o noci tritate.
- Se desideri una versione senza uova, puoi sostituirle con semi di lino o chia lasciati in ammollo in acqua per formare un gel.
- Per un tocco croccante, servi i pancake con frutta fresca tagliata, come fragole o fette di banana, e una spolverata di granola o frutta secca.

Yogurt Greco con Noci e Miele: Yogurt greco intero con noci tritate, semi di chia e un filo di miele.

Ingredienti:

- Yogurt greco intero: 200 grammi
- Noci: 30 grammi, tritate grossolanamente
- Semi di chia: 1 cucchiaio
- Miele: 2 cucchiai, preferibilmente biologico o di produzione locale

Istruzioni:

Preparazione dello yogurt: Versare lo yogurt greco in una ciotola o in un bicchiere da dessert. Lo yogurt greco intero è preferibile per la sua consistenza cremosa e il suo elevato contenuto di proteine, ma se desideri una variante più leggera puoi optare per uno yogurt greco a ridotto contenuto di grassi.

Aggiunta delle noci: Tritare grossolanamente le noci con un coltello o un tritatutto. Le noci non solo aggiungono un piacevole contrasto di consistenze ma apportano anche grassi salutari, proteine e fibre. Distribuire le noci tritate sopra lo yogurt.

Incorporazione dei semi di chia: Spargere un cucchiaio di semi di chia sopra lo yogurt e le noci. I semi di chia sono noti per il loro alto contenuto di Omega-3, fibre e proteine, contribuendo a rendere questo piatto ancora più salutare.

Dolcificazione con il miele: Versare un filo di miele sopra lo yogurt, le noci e i semi di chia. Il miele non solo dolcifica naturalmente il piatto ma aggiunge anche un aroma e un sapore unici. È consigliabile usare un miele di buona qualità per esaltarne le proprietà.

Servizio: Mescolare delicatamente tutti gli ingredienti prima di servire, se preferisci una consistenza omogenea, oppure lasciarli stratificati per un effetto visivo più accattivante e per gustare distintamente i diversi ingredienti ad ogni cucchiaiata.

Suggerimenti:

- Per una variante ancora più ricca e golosa, puoi aggiungere della frutta fresca tagliata, come lamponi, fragole o fette di banana.
- Se sei intollerante alle noci o semplicemente desideri variare, puoi sostituire le noci con altri tipi di frutta secca come mandorle, nocciole o pistacchi.
- Per una versione vegana, sostituisci lo yogurt greco con uno yogurt vegetale denso come quello di cocco o soia, e scegli un dolcificante vegano se non consumi miele.

Toast di Avocado e Uovo in Camicia: Fette di pane integrale tostate con avocado schiacciato e uova in camicia sopra.

Ingredienti:

- Pane integrale: 2 fette
- Avocado maturo: 1, sbucciato e denocciolato
- Uova: 2 grandi
- Sale: q.b. (quanto basta)
- Pepe nero macinato fresco: q.b.
- Aceto di vino bianco o aceto di mele: 1 cucchiaio (per l'acqua delle uova in camicia)
- Olio extravergine di oliva: q.b. (facoltativo, per condire)

- Peperoncino in fiocchi: q.b. (facoltativo, per chi desidera un tocco piccante)

Istruzioni:

Preparazione delle uova in camicia: Portare a ebollizione una pentola media di acqua e aggiungervi l'aceto. Abbassare il fuoco per mantenere un leggero bollore. Rompere un'uovo in una tazzina, quindi farlo scivolare delicatamente nell'acqua bollente. Ripetere l'operazione con il secondo uovo. Cuocere per 3-4 minuti o fino a quando l'albume non è sodo ma il tuorlo rimane morbido. Usare una schiumarola per rimuovere le uova dall'acqua e tamponarle leggermente con carta da cucina per asciugarle.

Tostatura del pane: Tostare le fette di pane integrale in un tostapane fino a raggiungere il grado di croccantezza desiderato.

Preparazione dell'avocado: Schiacciare l'avocado in una ciotola con una forchetta fino a ottenere una crema grossolana. Condire con sale e pepe a piacere.

Assemblaggio: Spalmare uniformemente la crema di avocado sulle fette di pane tostato. Adagiare con cura un uovo in camicia su ciascun toast.

Condimento finale: Condire i toast con un filo d'olio extravergine di oliva, se desiderato, aggiungere un ulteriore pizzico di sale e pepe nero macinato fresco. Per chi ama i sapori più intensi, è possibile

cospargere un po' di peperoncino in fiocchi sopra
ogni toast.

Suggerimenti:

- Per un extra di sapore e texture, puoi aggiungere
  sulla crema di avocado fette di pomodoro fresco o
  un pizzico di erbe aromatiche come aneto,
  coriandolo o basilico.
- Se preferisci, puoi arricchire il tuo toast con fettine
  di radicchio rosso o rucola per un tocco croccante e
  leggermente amarognolo.
- Per una variante più sostanziosa, considera
  l'aggiunta di fettine di salmone affumicato o
  prosciutto crudo.

**Omelette Mediterranea: Uova, pomodori, olive, feta e
spinaci per una colazione ricca di sapori.**

Ingredienti:

- Uova: 4 grandi
- Pomodori maturi: 2 medi, tagliati a cubetti
- Olive nere: 20 grammi, denocciolate e tagliate a
  rondelle
- Feta: 50 grammi, sbriciolata
- Spinaci freschi: 50 grammi, lavati e sgocciolati
- Sale: q.b. (quanto basta)
- Pepe nero macinato fresco: q.b.

- Olio extravergine di oliva: 2 cucchiai

Istruzioni:

Preparazione degli ingredienti: Lavare e tagliare i pomodori a cubetti, denocciolare le olive e tagliarle a rondelle, sbriciolare la feta e lavare gli spinaci, asciugandoli bene.

Sbattimento delle uova: Rompere le uova in una ciotola grande e sbatterle leggermente con una forchetta o una frusta. Aggiungere un pizzico di sale e pepe a piacere.

Cottura degli spinaci: In una padella antiaderente, scaldare 1 cucchiaio di olio extravergine di oliva a fuoco medio. Aggiungere gli spinaci e cuocerli per 2-3 minuti, fino a che non si appassiscono. Rimuovere gli spinaci dalla padella e metterli da parte.

Cottura dell'omelette: Nella stessa padella, aggiungere l'olio rimasto e versare le uova sbattute. Cuocere a fuoco medio-basso. Quando l'omelette inizia a rapprendersi sui bordi ma è ancora leggermente liquida al centro, distribuire uniformemente gli spinaci appassiti, i cubetti di pomodoro, le olive a rondelle e la feta sbriciolata sulla metà dell'omelette.

Piegatura dell'omelette: Con delicatezza, piegare l'altra metà dell'omelette sopra il ripieno. Lasciare cuocere per altri 1-2 minuti per permettere

all'omelette di cuocersi completamente e ai sapori
di amalgamarsi.

Servizio: Trasferire con attenzione l'omelette su un
piatto da portata. Se desiderato, aggiungere un
ulteriore tocco di freschezza con una spolverata di
erbe aromatiche fresche come basilico o origano.

Suggerimenti:

- Assicurati che la padella sia ben calda prima di
  aggiungere le uova per evitare che l'omelette si
  attacchi.

- Puoi variare le verdure a seconda della stagione o
  delle tue preferenze personali, aggiungendo ad
  esempio zucchine a rondelle o peperoni a
  striscioline.

- Per una versione più leggera, puoi utilizzare solo gli
  albumi delle uova.

L'Omelette Mediterranea è un piatto versatile che combina
sapientemente la dolcezza dei pomodori, il sapore deciso
delle olive, la cremosità della feta e la freschezza degli spinaci,
creando un'esperienza culinaria ricca e soddisfacente.

Pranzi e Cene Bilanciati:

Salmone al Forno con Asparagi e Patate Dolci: Salmone al forno con un filo di olio d'oliva, servito con asparagi grigliati e patate dolci arrosto.

Ingredienti:

- Filetti di salmone: 4 (circa 150-200 grammi ciascuno)
- Asparagi: 400 grammi, estremità legnose rimosse
- Patate dolci: 2 grandi, sbucciate e tagliate a cubetti
- Olio extravergine di oliva: 4 cucchiai
- Sale: q.b. (quanto basta)
- Pepe nero macinato fresco: q.b.
- Erbe aromatiche a scelta (come rosmarino, timo, origano): q.b.
- Succo di limone: 1 limone

Istruzioni:

Preparazione del forno: Preriscaldare il forno a 200°C.

Preparazione delle patate dolci: In una ciotola grande, mescolare i cubetti di patate dolci con 2 cucchiai di olio extravergine di oliva, sale, pepe e erbe aromatiche a scelta. Disporre le patate su una teglia rivestita di carta forno in un singolo strato, assicurandosi che non si sovrappongano. Infornare per circa 20-25 minuti, o fino a quando le patate non risultano morbide all'interno e croccanti all'esterno.

Preparazione degli asparagi: Mentre le patate sono in forno, disporre gli asparagi su un'altra teglia rivestita di carta forno. Condire con 1 cucchiaio di olio extravergine di oliva, sale e pepe. Mescolare per assicurarsi che gli asparagi siano uniformemente conditi. Mettere da parte.

Preparazione del salmone: Condire i filetti di salmone con sale, pepe e un filo di olio extravergine di oliva. Spremere un po' di succo di limone su ciascun filetto per aggiungere freschezza.

Cottura del salmone e degli asparagi: Quando le patate sono quasi pronte, aggiungere la teglia con gli asparagi e i filetti di salmone al forno. Cuocere il salmone e gli asparagi per circa 10-15 minuti, o fino a quando il salmone si sfalda facilmente con una forchetta e gli asparagi sono teneri ma ancora croccanti.

Servizio: Servire ciascun filetto di salmone accompagnato da asparagi grigliati e cubetti di patate dolci arrosto. Se desiderato, guarnire con fette di limone per un ulteriore tocco di sapore.

Suggerimenti:
- Assicurati di non cuocere troppo il salmone per mantenere la sua consistenza succosa e delicata.

- Per un sapore aggiuntivo, puoi marinare il salmone con olio, succo di limone, aglio tritato e erbe aromatiche per almeno 30 minuti prima della cottura.
- Varia le erbe aromatiche in base alle tue preferenze o a quelle disponibili: il rosmarino aggiungerà note pungenti, mentre il timo e l'origano offriranno un aroma più delicato e mediterraneo.

Insalata di Pollo e Avocado: Petto di pollo grigliato affettato, avocado, verdure verdi miste e una vinaigrette al limone.

Ingredienti:
- Petto di pollo: 2 (circa 200 grammi ciascuno)
- Avocado: 1 grande, maturo
- Insalata verde mista: 150 grammi (come lattuga, rucola, spinaci baby)
- Pomodorini: 100 grammi, tagliati a metà
- Cetriolo: 1 medio, affettato
- Olio extravergine di oliva: 3 cucchiai
- Limone: 1 (succo e scorza grattugiata)
- Sale: q.b. (quanto basta)
- Pepe nero macinato fresco: q.b.
- Miele: 1 cucchiaino
- Senape di Dijon: 1 cucchiaino

Istruzioni:

Preparazione del pollo: Condire i petti di pollo con sale e pepe. Scaldare una griglia o una padella grill a fuoco medio-alto e ungere leggermente con olio. Grigliare i petti di pollo per circa 5-7 minuti per lato, fino a quando non sono ben cotti e hanno le caratteristiche righe della griglia. Lasciarli raffreddare per qualche minuto, quindi affettarli sottilmente.

Preparazione dell'avocado: Tagliare l'avocado a metà, rimuovere il nocciolo e la buccia. Affettare la polpa in fette sottili o in cubetti, a seconda della preferenza.

Preparazione della vinaigrette: In una piccola ciotola, mescolare il succo di limone, la scorza grattugiata, il miele e la senape di Dijon. Aggiungere lentamente l'olio extravergine di oliva, continuando a mescolare per emulsionare la vinaigrette. Condire con sale e pepe a piacere.

Assemblaggio dell'insalata: In una grande insalatiera, unire l'insalata verde mista, i pomodorini tagliati a metà, le fette di cetriolo e l'avocado. Aggiungere il pollo grigliato affettato.

Condimento e servizio: Versare la vinaigrette al limone sull'insalata e mescolare delicatamente per condire uniformemente tutti gli ingredienti. Servire immediatamente per godere della freschezza e

croccantezza delle verdure e della tenerezza del
pollo.

Suggerimenti:

- Per una nota croccante, puoi aggiungere semi di
  girasole, pinoli tostati o mandorle a fettine.
- Se desideri un sapore più intenso, puoi aggiungere
  erbe aromatiche fresche tritate, come basilico,
  menta o coriandolo, alla vinaigrette.
- Per una variante più ricca, considera l'aggiunta di
  fette di formaggio a pasta dura, come parmigiano
  reggiano o pecorino, all'insalata.

**Zoodle (Spaghetti di Zucchine) con Pesto e
Gamberetti: Zucchine spiralizzate con gamberetti
saltati e pesto fresco.**

Ingredienti:

- Zucchine: 4 medie
- Gamberetti: 300 grammi, sgusciati e puliti
- Pesto genovese: 100 grammi (puoi prepararlo in
  casa o utilizzare una variante pronta di alta qualità)
- Aglio: 1 spicchio, tritato finemente
- Olio extravergine di oliva: 2 cucchiai
- Sale: q.b. (quanto basta)
- Pepe nero macinato fresco: q.b.

- Succo di limone: 1 limone (facoltativo, per aggiungere un tocco di acidità)
- Parmigiano Reggiano: q.b., grattugiato per servire
- Foglie di basilico fresco: per decorare (facoltativo)

Istruzioni:

Preparazione degli zoodle: Lavare le zucchine e asciugarle. Utilizzando uno spiralizzatore, trasformare le zucchine in "spaghetti" (zoodle). Se non hai uno spiralizzatore, puoi usare un pelapatate per ottenere delle tagliatelle più larghe.

Cottura dei gamberetti: Scaldare 1 cucchiaio di olio extravergine di oliva in una padella a fuoco medio. Aggiungere l'aglio tritato e farlo soffriggere per circa 1 minuto, fino a quando non diventa dorato. Aggiungere i gamberetti, salare e pepare a piacere. Cuocere per 2-3 minuti per lato, o fino a quando non diventano rosa e opachi. Rimuovere i gamberetti dalla padella e metterli da parte.

Saltare gli zoodle: Nella stessa padella, aggiungere un ulteriore cucchiaio di olio se necessario e aggiungere gli zoodle di zucchina. Saltarli rapidamente per 1-2 minuti, giusto il tempo di scaldarli, mantenendo una consistenza croccante. È importante non cuocerli troppo per evitare che diventino acquosi.

Aggiunta del pesto e dei gamberetti: Ridurre il fuoco e aggiungere il pesto agli zoodle, mescolando

delicatamente per distribuirlo uniformemente.
Aggiungere i gamberetti saltati alla padella e
mescolare delicatamente per combinare tutti gli
ingredienti.

Servizio: Servire immediatamente gli zoodle con
gamberetti e pesto in piatti fondi, guarnendo con
una spolverata di parmigiano reggiano grattugiato,
un giro di succo di limone (se desiderato) e
decorando con foglie di basilico fresco.

Suggerimenti:

- Per un pesto fatto in casa, puoi frullare basilico
  fresco, pinoli, parmigiano reggiano, aglio, sale e olio
  extravergine di oliva fino a ottenere una consistenza
  cremosa.

- Se preferisci un piatto più ricco, puoi aggiungere
  pomodorini tagliati a metà o cubetti di mozzarella
  fresca insieme ai gamberetti.

- Gli zoodle di zucchina sono un'ottima alternativa a
  basso contenuto di carboidrati agli spaghetti
  tradizionali e si prestano a molteplici variazioni,
  sentiti libero di sperimentare con diversi tipi di
  pesto o aggiunte.

Curry di Ceci e Spinaci: Ceci in un curry speziato con spinaci freschi, servito con riso integrale.

Ingredienti:

- Ceci: 400 grammi (se usi i ceci in scatola, scolali e risciacquali bene)
- Spinaci freschi: 200 grammi, lavati e tritati grossolanamente
- Cipolla: 1 media, tritata finemente
- Aglio: 2 spicchi, tritati finemente
- Zenzero fresco: 2 cm, grattugiato
- Pomodori pelati: 400 grammi (in scatola, tritati)
- Latte di cocco: 200 ml
- Curry in polvere: 2 cucchiai
- Cumino in polvere: 1 cucchiaino
- Coriandolo in polvere: 1 cucchiaino
- Peperoncino in polvere: 1/4 cucchiaino (opzionale, regola a seconda della tolleranza al piccante)
- Olio extravergine di oliva: 2 cucchiai
- Sale: q.b. (quanto basta)
- Riso integrale: 200 grammi
- Acqua: circa 400 ml (per il riso)
- Coriandolo fresco: per guarnire (facoltativo)

Istruzioni:

Preparazione del riso integrale: Sciacquare il riso integrale sotto acqua corrente fino a che l'acqua non risulta limpida. Portare a ebollizione 400 ml di

acqua in una pentola, aggiungere il riso e un pizzico
di sale. Ridurre il fuoco, coprire e lasciar cuocere
per circa 30-35 minuti, o fino a quando il riso non
ha assorbito tutta l'acqua e risulta morbido.
Togliere dal fuoco e lasciar riposare coperto per 5
minuti.
Preparazione del curry: In una padella capiente o in
un wok, riscaldare l'olio extravergine di oliva a
fuoco medio. Aggiungere la cipolla tritata e
soffriggere fino a che non diventa traslucida, circa 5
minuti.
Aggiunta di aglio e zenzero: Aggiungere l'aglio e lo
zenzero tritati nella padella e soffriggere per un altro
minuto fino a quando non rilasciano il loro aroma.
Incorporazione delle spezie: Aggiungere il curry, il
cumino, il coriandolo e il peperoncino in polvere,
mescolando bene per far sì che le spezie si tostino
leggermente e rilascino i loro aromi, circa 2 minuti.
Aggiunta di pomodori e ceci: Incorporare i
pomodori pelati tritati e i ceci, mescolare bene e
lasciar cuocere per circa 10 minuti, fino a quando il
composto non inizia a ridursi leggermente.
Finale con latte di cocco e spinaci: Aggiungere il
latte di cocco e portare a leggera ebollizione.
Ridurre il fuoco e aggiungere gli spinaci tritati,
lasciandoli appassire nel curry per circa 5 minuti.
Regolare di sale a piacere.

Servizio: Servire il curry di ceci e spinaci ben caldo insieme al riso integrale cotto, guarnendo con foglie di coriandolo fresco se desiderato.

Suggerimenti:

- Per un tocco in più, puoi aggiungere alla fine della cottura il succo di un limone per un contrasto agrodolce.
- Se preferisci un curry più cremoso, puoi aggiungere un maggior quantitativo di latte di cocco a piacere.
- Questo piatto si conserva bene in frigorifero per 2-3 giorni ed è perfetto anche come pasto da portare in ufficio o per una cena veloce.

Tacos di Pesce alla Griglia: Filetti di pesce leggero alla griglia serviti in tortillas di mais con salsa di avocado e cavolo tritato.

Ingredienti:

- Filetti di pesce leggero: 4 (circa 150-200 grammi ciascuno, come orata, branzino o tilapia)
- Tortillas di mais: 8
- Cavolo verde: 200 grammi, tritato finemente
- Avocado: 2 maturi
- Pomodori maturi: 2 medi, tritati finemente
- Cipolla rossa: 1 piccola, tritata finemente

- Coriandolo fresco: q.b., tritato
- Lime: 2 (succo e scorza)
- Olio extravergine di oliva: 2 cucchiai
- Pepe nero macinato fresco: q.b.
- Sale: q.b.
- Peperoncino in polvere: q.b. (facoltativo)

Istruzioni:

Preparazione del pesce: Condire i filetti di pesce con sale, pepe e un filo di olio extravergine di oliva. Preriscaldare una griglia o una padella grill a fuoco medio-alto. Grigliare i filetti di pesce per 3-4 minuti per lato, fino a quando non sono ben cotti e presentano delle belle righe grigliate. Una volta cotti, tagliare il pesce in strisce o pezzi di dimensione adatta per essere messi nelle tortillas.

Preparazione della salsa di avocado: Schiacciare gli avocado in una ciotola fino a ottenere una crema. Aggiungere i pomodori tritati, la cipolla rossa, il coriandolo tritato, il succo di lime e la scorza grattugiata. Mescolare bene e condire con sale, pepe e peperoncino in polvere a piacere.

Assemblaggio dei tacos: Scaldare leggermente le tortillas di mais su una padella a fuoco medio per renderle più morbide e gestibili. Disporre un po' di cavolo tritato su ogni tortilla, aggiungere sopra le strisce di pesce grigliato e completare con un cucchiaio abbondante di salsa di avocado.

Servizio: Servire i tacos di pesce immediatamente, accompagnati da spicchi di lime a parte per chi desidera aggiungere un ulteriore tocco di acidità.

Suggerimenti:

- Per una variante più piccante, puoi aggiungere alla salsa di avocado del jalapeño fresco tritato.
- Se preferisci, puoi aggiungere alla salsa degli ingredienti aggiuntivi come mais dolce o fagioli neri per un ulteriore tocco di sapore e consistenza.
- Assicurati di utilizzare pesce fresco di alta qualità per ottenere il miglior sapore possibile.

Stufato di Lenticchie e Verdure: Lenticchie, carote, sedano e pomodori in un brodo saporito, arricchito con erbe aromatiche.

Ingredienti:

- Lenticchie: 300 grammi (preferibilmente lenticchie verdi o marroni per la loro tenuta in cottura)
- Carote: 2 medie, pelate e tagliate a cubetti
- Sedano: 2 gambi, puliti e affettati
- Cipolla: 1 media, tritata finemente
- Aglio: 2 spicchi, tritati finemente
- Pomodori pelati: 400 grammi (in scatola, tritati)
- Brodo vegetale: 1 litro (puoi usare del brodo fatto in casa o diluire un dado vegetale in acqua calda)

- Rosmarino fresco: 1 rametto
- Alloro: 1 foglia
- Timo: q.b. (puoi usare del timo fresco o secco)
- Olio extravergine di oliva: 2 cucchiai
- Sale: q.b.
- Pepe nero macinato fresco: q.b.

Istruzioni:

Preparazione delle lenticchie: Sciacquare bene le lenticchie sotto acqua corrente e metterle da parte. Non è necessario ammollarle in precedenza se si utilizzano lenticchie verdi o marroni.

Soffritto di base: In una pentola capiente, riscaldare l'olio extravergine di oliva a fuoco medio. Aggiungere la cipolla tritata, l'aglio, le carote a cubetti e il sedano affettato. Soffriggere per circa 5 minuti fino a quando le verdure iniziano ad ammorbidirsi.

Aggiunta delle lenticchie e del brodo: Aggiungere le lenticchie sciacquate nella pentola insieme alle verdure soffritte. Versare il brodo vegetale caldo, aggiungere il rosmarino, la foglia di alloro e il timo. Portare a ebollizione, quindi ridurre il fuoco e lasciar sobbollire coperto per circa 25-30 minuti, o fino a quando le lenticchie non sono tenere.

Incorporazione dei pomodori: Aggiungere i pomodori pelati tritati allo stufato e mescolare bene. Continuare la cottura per altri 10-15 minuti, permettendo ai sapori di amalgamarsi. Se lo stufato risulta troppo denso, puoi aggiungere un po' più di brodo a piacere.

Condimento finale: Rimuovere il rametto di rosmarino e la foglia di alloro. Assaggiare e aggiustare di sale e pepe secondo il proprio gusto.

Servizio: Servire lo stufato di lenticchie e verdure ben caldo, magari accompagnato da una fetta di pane croccante o una spolverata di parmigiano grattugiato per chi non segue diete vegane.

Suggerimenti:

- Puoi arricchire lo stufato aggiungendo altre verdure a piacere, come zucchine, peperoni o spinaci, aggiungendoli verso la fine della cottura per mantenere la loro freschezza.
- Per una variante più speziata, puoi aggiungere una punta di peperoncino in polvere o qualche goccia di salsa piccante.
- Questo piatto si conserva bene in frigorifero per alcuni giorni e può essere ancora più saporito il giorno successivo.

Polpette di Quinoa e Fagioli Neri: Polpette vegetariane servite con una salsa di pomodoro casalinga e spaghetti di grano integrale.

Ingredienti per le polpette:
- Quinoa: 100 grammi (non cotta)
- Fagioli neri: 400 grammi (se usi quelli in scatola, scolali e risciacquali bene)
- Cipolla: 1 piccola, tritata finemente
- Aglio: 2 spicchi, tritati finemente
- Coriandolo fresco: q.b., tritato
- Paprika affumicata: 1 cucchiaino
- Cumino in polvere: 1/2 cucchiaino
- Sale: q.b.
- Pepe nero macinato fresco: q.b.
- Pangrattato: q.b. (per dare consistenza, se necessario)
- Olio extravergine di oliva: q.b. (per ungere la teglia o per friggere)

Ingredienti per la salsa di pomodoro:
- Pomodori pelati: 400 grammi (in scatola, tritati)
- Aglio: 1 spicchio, tritato finemente
- Basilico fresco: q.b., tritato
- Olio extravergine di oliva: 2 cucchiai
- Sale: q.b.
- Zucchero: 1 pizzico (per bilanciare l'acidità dei pomodori)

Ingredienti per gli spaghetti:

- Spaghetti di grano integrale: 300 grammi

Istruzioni:

Preparazione della quinoa: Sciacquare bene la quinoa sotto acqua corrente. Portare a ebollizione 200 ml di acqua in una pentola, aggiungere la quinoa e cuocere coperta a fuoco basso per circa 15 minuti, o fino a quando l'acqua è stata assorbita. Lasciar raffreddare.

Preparazione delle polpette: In una ciotola grande, schiacciare i fagioli neri con una forchetta. Aggiungere la quinoa cotta, la cipolla tritata, l'aglio, il coriandolo, la paprika, il cumino, il sale e il pepe. Mescolare bene fino a ottenere un composto omogeneo. Se l'impasto risulta troppo umido, aggiungere pangrattato fino a raggiungere la consistenza desiderata per formare le polpette.

Formazione delle polpette: Formare delle piccole polpette con il composto e disporle su una teglia foderata con carta forno leggermente unta di olio.

Cottura delle polpette: Cuocere in forno preriscaldato a 180°C per circa 20-25 minuti, girandole a metà cottura, fino a quando non sono dorate e croccanti esternamente.

Preparazione della salsa di pomodoro: In una padella, scaldare l'olio extravergine di oliva e soffriggere l'aglio tritato per circa 1 minuto.

Aggiungere i pomodori pelati tritati, il sale e un pizzico di zucchero. Cuocere a fuoco medio-basso per circa 15-20 minuti, fino a quando la salsa non si è addensata. Aggiungere il basilico fresco tritato a fine cottura.

Cottura degli spaghetti: Cuocere gli spaghetti di grano integrale in abbondante acqua salata bollente seguendo i tempi indicati sulla confezione, fino a raggiungere la cottura "al dente". Scolarli e tenerli da parte.

Servizio: Disporre gli spaghetti su un piatto, aggiungere le polpette di quinoa e fagioli neri e condire con la salsa di pomodoro casalinga. Guarnire con foglie di basilico fresco se desiderato.

Suggerimenti:

- Per una versione vegana, assicurati che il pangrattato utilizzato non contenga derivati animali.
- Puoi arricchire la salsa di pomodoro con altri aromi a piacere, come origano o peperoncino.
- Le polpette di quinoa e fagioli neri possono essere anche fritte in padella con un po' di olio per una croccantezza esterna maggiore.

Spuntini Salutari:

Bastoncini di Verdure con Hummus: Carote, sedano e peperoni tagliati a bastoncini, serviti con hummus per immersione.

Ingredienti per i bastoncini di verdure:
- Carote: 2 grandi, pelate
- Sedano: 3 gambi, puliti
- Peperoni: 2 (scegli colori differenti per una presentazione più vivace, ad esempio uno rosso e uno giallo), puliti
- Altre verdure a piacere: come cetrioli o finocchi

Ingredienti per l'hummus:
- Ceci cotti: 400 grammi (se usi quelli in scatola, scolali e risciacquali bene)
- Tahini (pasta di sesamo): 2 cucchiai
- Succo di limone: da 1 limone
- Aglio: 1 spicchio, tritato finemente
- Olio extravergine di oliva: 2 cucchiai
- Acqua: q.b. (per regolare la consistenza)
- Sale: q.b.
- Paprika affumicata: per decorare (facoltativo)
- Prezzemolo fresco tritato: per decorare (facoltativo)

Istruzioni:

Preparazione dei bastoncini di verdure: Tagliare le carote, i gambi di sedano e i peperoni a bastoncini di circa 7-8 cm di lunghezza e 1 cm di spessore. Disporre i bastoncini in modo ordinato su un piatto da portata o in bicchierini per un effetto scenografico.

Preparazione dell'hummus: In un frullatore o un robot da cucina, unire i ceci, il tahini, il succo di limone, l'aglio tritato, l'olio extravergine di oliva e un pizzico di sale. Frullare fino a ottenere una crema liscia e omogenea. Se l'hummus risulta troppo denso, aggiungere un po' d'acqua fino a raggiungere la consistenza desiderata.

Servizio dell'hummus: Trasferire l'hummus in una ciotola da servizio. Per una presentazione più curata, è possibile creare un incavo al centro dell'hummus con il dorso di un cucchiaio e versarvi un filo d'olio extravergine di oliva. Spolverare con paprika affumicata e decorare con prezzemolo fresco tritato, se desiderato.

Servizio: Posizionare la ciotola di hummus al centro del piatto con i bastoncini di verdure intorno, permettendo così agli ospiti di intingere le verdure nell'hummus.

Suggerimenti:

- Per un hummus ancora più saporito, puoi aggiungere alla crema dei ceci delle spezie a piacere, come cumino in polvere o coriandolo.
- L'hummus si conserva bene in frigorifero per alcuni giorni, quindi può essere preparato in anticipo.
- Questo piatto è versatile e può essere arricchito con altre verdure a piacere, come zucchine o bastoncini di finocchio, per variare i sapori e i colori.

Mela Affettata con Burro di Arachidi: Fette di mela croccante con un velo di burro di arachidi naturale.

Ingredienti:
- Mele: 2 grandi (scegli una varietà croccante e leggermente acidula come Granny Smith o Fuji)
- Burro di arachidi naturale: q.b. (circa 2-3 cucchiai)

Istruzioni:

Preparazione delle mele: Lavare bene le mele sotto acqua corrente. Asciugarle con un panno pulito. Rimuovere il torsolo delle mele e affettarle in fette di circa 5 mm di spessore. Se preferisci, puoi sbucciare le mele, ma lasciare la buccia aggiunge fibre e un contrasto di texture.

Applicazione del burro di arachidi: Prendere una fetta di mela alla volta e spalmare un velo uniforme di burro di arachidi su un lato della fetta. La quantità di burro di arachidi può variare a seconda dei gusti personali.

Servizio: Disporre le fette di mela con il burro di arachidi su un piatto da portata. Puoi alternare le fette con e senza burro di arachidi per una presentazione più accattivante.

Suggerimenti:

- Per una versione più golosa, puoi cospargere le fette di mela con burro di arachidi con un po' di granola croccante, cocco disidratato o gocce di cioccolato fondente.

- Se non consumi subito le mele affettate, puoi prevenire l'ossidazione (il processo che rende le fette di mela marroni) immergendole per qualche minuto in acqua con succo di limone prima di asciugarle e spalmarle con il burro di arachidi.

- Assicurati di usare un burro di arachidi naturale e senza additivi per una scelta più salutare. Il burro di arachidi dovrebbe contenere solo arachidi e, al massimo, un pizzico di sale.

Popcorn Aria: Popcorn leggeri fatti in casa senza burro, con un pizzico di sale marino.

Ingredienti:

- Chicchi di mais per popcorn: 100 grammi
- Sale marino fine: q.b. (quanto basta, ma consiglio di iniziare con 1/2 cucchiaino e aggiustare secondo il gusto)

Attrezzature necessarie:

- Una macchina per popcorn ad aria, che consente di preparare popcorn senza l'uso di grassi aggiunti.

Istruzioni:

Preparazione dell'attrezzatura: Assicurati che la macchina per popcorn ad aria sia pulita e pronta all'uso. Posizionarla su una superficie stabile e vicino a una presa di corrente.

Misurazione dei chicchi di mais: Misurare 100 grammi di chicchi di mais per popcorn. La maggior parte delle macchine per popcorn ad aria ha un misurino dedicato che può essere utilizzato anche come coperchio durante la cottura.

Accensione della macchina: Accendere la macchina per popcorn ad aria e versare i chicchi nel vano apposito. Posizionare una ciotola capiente all'uscita della macchina per raccogliere i popcorn man mano che vengono espulsi.

Preparazione dei popcorn: Attendere che tutti i chicchi si siano trasformati in popcorn. Il processo dovrebbe richiedere circa 2-3 minuti, a seconda della macchina. Non è necessario aggiungere olio o burro, poiché l'aria calda farà scoppiare i chicchi. Condimento: Una volta che tutti i popcorn sono stati fatti e raccolti nella ciotola, spegnere la macchina. Cospargere immediatamente i popcorn ancora caldi con il sale marino, mescolando bene per distribuire uniformemente il condimento.

Suggerimenti:

- Per un'opzione ancora più salutare, puoi evitare di salare i popcorn o utilizzare un sale iodato a ridotto contenuto di sodio.
- Se desideri aggiungere altri sapori senza aggiungere calorie, considera l'uso di spezie come paprika, curry in polvere o erbe aromatiche secche. Aggiungili insieme al sale marino per una variazione gustosa.
- I popcorn all'aria sono un ottimo snack a basso contenuto calorico, perfetti per una serata di film in casa o come spuntino leggero.

Smoothie di Spinaci e Banana: Spinaci, banana, latte di mandorla e un cucchiaino di burro di mandorle, frullati insieme.

Ingredienti:

- Spinaci freschi: 100 grammi (assicurati che siano ben lavati e asciugati)
- Banana: 1 grande, matura (per una maggiore dolcezza e cremosità)
- Latte di mandorla: 250 ml (non zuccherato per mantenere lo smoothie più salutare)
- Burro di mandorle: 1 cucchiaino (circa 5 grammi, preferibilmente naturale e senza aggiunte di zuccheri o oli)

Istruzioni:

Preparazione degli ingredienti: Se la banana non è già fredda, potresti volerla tagliare a pezzi e congelarla per qualche ora prima di preparare lo smoothie; ciò aiuterà a rendere la bevanda più fresca e cremosa.

Assemblaggio: Mettere gli spinaci freschi nel bicchiere del frullatore. Aggiungere i pezzi di banana congelata o fresca sopra gli spinaci per aiutare a spingere le foglie verso le lame durante la frullatura.

Aggiunta di liquidi e burro di mandorle: Versare il latte di mandorla nel frullatore, assicurandosi che gli ingredienti siano ben immersi. Aggiungere il cucchiaino di burro di mandorle per aggiungere cremosità e un leggero aroma di mandorle allo smoothie.

Frullatura: Frullare gli ingredienti a velocità alta fino a ottenere una consistenza liscia e omogenea. Se lo smoothie risulta troppo denso, puoi aggiungere un po' più di latte di mandorla fino a raggiungere la consistenza desiderata.

Servizio: Versare lo smoothie in un bicchiere alto e servire immediatamente. Puoi decorare con una spolverata di semi di chia o una fetta di banana per un tocco decorativo.

Suggerimenti:

- Per un apporto proteico aggiuntivo, considera l'aggiunta di un cucchiaino di proteine in polvere neutre o alla vaniglia.

- Se desideri un tocco di dolcezza in più, puoi aggiungere un dolcificante naturale come miele, sciroppo d'acero o un dattero snocciolato prima di frullare.

- Per una versione più ricca di antiossidanti e un tocco di sapore in più, aggiungi dei mirtilli congelati o del cacao in polvere.

Cetrioli con Salsa Tzatziki: Fette di cetriolo croccante servite con una rinfrescante salsa tzatziki greca.

Ingredienti per i cetrioli:

- Cetrioli: 2 grandi, preferibilmente di tipo snack o olandese per la loro croccantezza e minor contenuto di semi

Ingredienti per la salsa Tzatziki:

- Yogurt greco: 250 grammi (scegli uno yogurt greco denso per la consistenza ottimale della salsa)
- Cetriolo: 1 piccolo, grattugiato e ben sgocciolato
- Aglio: 1 spicchio, tritato finemente o grattugiato
- Olio extravergine di oliva: 2 cucchiai
- Succo di limone: 1 cucchiaio
- Aneto fresco: 2 cucchiai, tritato finemente (puoi sostituirlo con menta fresca per una variante)
- Sale: q.b.
- Pepe bianco macinato fresco: q.b.

Istruzioni:

Preparazione dei cetrioli: Lavare bene i cetrioli e asciugarli con un panno pulito. Tagliarli in fette spesse circa 5 mm. Disporre le fette in modo ordinato su un piatto da portata o in una ciotola grande.

Preparazione della salsa Tzatziki: Iniziare grattugiando il cetriolo piccolo su un tagliere.

Trasferire il cetriolo grattugiato su un panno pulito o su un colino e stringere per eliminare l'acqua in eccesso. Questo passaggio è importante per garantire che la salsa abbia la giusta consistenza e non sia troppo acquosa.

Assemblaggio della salsa Tzatziki: In una ciotola media, combinare lo yogurt greco, il cetriolo grattugiato e sgocciolato, l'aglio, l'olio extravergine di oliva, il succo di limone e l'aneto tritato.

Mescolare bene fino a ottenere una salsa omogenea. Condire con sale e pepe bianco a piacere.

Riposo della salsa: Lasciare riposare la salsa Tzatziki in frigorifero per almeno 30 minuti prima di servirla. Questo permette ai sapori di amalgamarsi meglio.

Servizio: Servire le fette di cetriolo accompagnate dalla salsa Tzatziki fredda. Puoi disporre la salsa in una ciotolina al centro del piatto con i cetrioli intorno o servire individualmente le fette di cetriolo con un cucchiaino di salsa sopra.

Suggerimenti:

- Per un tocco extra di sapore, puoi aggiungere alla salsa tzatziki un pizzico di scorza di limone grattugiata.

- Assicurati di utilizzare uno yogurt greco denso per ottenere la consistenza cremosa caratteristica della salsa tzatziki.

Piano Alimentare Mensile

Un piano alimentare dettagliato per un mese, progettato per integrarsi con le varie forme di digiuno intermittente discusse nel libro, fornendo ai lettori una guida chiara su come bilanciare i pasti e gli intervalli di digiuno.

Creare un piano alimentare mensile per integrarsi con varie forme di digiuno intermittente richiede attenzione alla varietà, al bilanciamento nutrizionale e alla flessibilità per adattarsi a diversi schemi di digiuno. Di seguito è proposto un esempio di piano che può essere adattato al metodo 16/8, 5:2, Eat-Stop-Eat, Digiuno a Giorni Alterni e Metodo del Guerriero.

Settimana 1: Introduzione Graduale

Giorni 1-7 (Adattabile per 16/8 o Metodo del Guerriero):

- Colazione (entro le 11:00): Frullato proteico con spinaci, banana, proteine in polvere e latte di mandorla.
- Pranzo (entro le 15:00): Insalata di quinoa con verdure miste, ceci e un condimento a base di olio d'oliva e limone.
- Cena (entro le 19:00): Salmone al forno con un contorno di asparagi e una piccola porzione di patate dolci.

Settimana 2: Esplorazione dei Metodi

Giorni 8-14 (Adattabile per 5:2 o Digiuno a Giorni Alterni):

- Giorni di Alimentazione Normale:
    - Colazione: Avena notturna con frutti di bosco e un cucchiaio di burro di mandorle.
    - Pranzo: Wrap di tacchino con verdure e hummus.
    - Cena: Curry di ceci e spinaci servito con riso integrale.
- Giorni di Digiuno Ridotto (5:2) o Digiuno (Digiuno a Giorni Alterni):
    - Pasto Unico da 500-600 Calorie: Insalata grande con petto di pollo alla griglia, abbondanti verdure verdi, avocado, e un condimento leggero.

Settimana 3: Stabilizzazione

Giorni 15-21 (Continuazione di 16/8 o Metodo del Guerriero con Variazioni):

- Colazione (entro le 11:00): Yogurt greco con noci, semi di chia e frutta fresca.
- Pranzo (entro le 15:00): Bowl di Buddha con tofu alla griglia, verdure miste e tahini.
- Cena (entro le 19:00): Pollo alla griglia con insalata di ceci.

Settimana 4: Integrazione e Adattamento

Giorni 22-28 (Adattabile per tutte le forme di digiuno):

- Per 16/8 e Metodo del Guerriero:
    - Colazione: Smoothie verde con spinaci, avocado, mela e latte di mandorla.
    - Pranzo: Zoodle con pesto e gamberetti.
    - Cena: Bistecca ai ferri con verdure arrostite.
- Per 5:2 e Digiuno a Giorni Alterni:
    - Giorni di Alimentazione Normale: Stessi pasti di 16/8 e Metodo del Guerriero.
    - Giorni di Digiuno o Ridotto: Insalata nutriente con salmone affumicato,

avocado, verdure miste e un condimento leggero.

Note Aggiuntive:

- Idratazione: Assicurati di bere abbondante acqua ogni giorno, soprattutto nei giorni di digiuno.
- Snack (se necessario): Spuntini sani come mandorle, yogurt greco, bastoncini di verdure o frutta fresca possono essere integrati, specialmente nei giorni di alimentazione normale.
- Flessibilità: Questo piano può essere adattato in base alle reazioni personali al digiuno, alle preferenze alimentari e agli obiettivi di salute. Sentiti libero di scambiare pasti o adattare le porzioni secondo le tue esigenze.

Ricorda, il successo del digiuno intermittente risiede nella sua capacità di adattarsi al tuo stile di vita, non nell'adattare il tuo stile di vita al digiuno. Usa questo piano come punto di partenza e modificalo per soddisfare le tue preferenze personali e le esigenze nutrizionali.